U0511691

附插图
讲解

不可思议的

人体还有许多
未解之谜！

[日]中岛雅美　监修

陈紫沁　译

人体

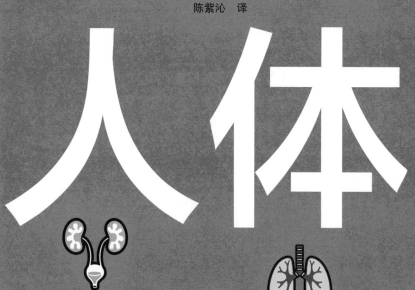

北方联合出版传媒（集团）股份有限公司

辽宁科学技术出版社

了解人体构造，获得健康人生

2020年"新型冠状病毒感染（COVID19）"开始蔓延全球。自从每天都听到媒体的报道，并发展为全球范围的疫情已经过去了1年，在这期间世界各国试图开始采用接种"疫苗"的方法来消灭疫情。从这种社会现象中我们可以了解到什么呢？那就是"人们总是勇于面对眼前的问题和烦恼，并有能力通过不断地研究开发科学医疗技术来解决这些问题"。媒体之所以每天从早到晚都在报道此次疫情的消息，也是因为需要引起日本民众以及全世界人民对"新型冠状病毒感染"的关注，并引导人们向解决问题的方向主动迈进。

人的生命不是永恒的。自我们生下来以后，终有一天会面临死亡。而被赋予生命诞生于世即是缘。我们不希望自己的生命终结于不幸的疾病，而希望能够健康地生活，幸福长寿。为了达到这个目的，我认为重要的是了解自己身体上所发生的"不可思议的现象"。当出现"总觉得不舒服，总觉得担心，总觉得自己的身体有哪里不对劲"等状况时，首先我们需要了解这些现象发生的原因，了解自己身体的"不可思议之处"，然后将"怎么会这样？""为什么？"这些疑问发散，转变成"该怎么做？""如何应对？"。也就是说，"了解"

是找到"解决方法"的一大原动力，这股原动力可以推动人们找出最终的"解决方法"。

　　这不是只有一小部分的研究人员才有的思维方式，而是所有降生于人世的人都具有的。我希望能够让日本大众都了解自己身体的"神奇之处和机体构造"，并由衷地希望本书的读者在感受到快乐的同时，通过"了解人体的机体构造""探究人体的神奇之处"，进而度过健康幸福的人生。

一般社团法人日本医疗教育协会

中岛雅美

作者简介

中岛雅美（なかしま まさみ）

1956年出生于日本福冈县。1978年毕业于九州劳动福祉事业团九州康复医疗大学校（现在的九州营养福祉大学康复医疗学科）。曾任职于福冈大学附属医院康复医疗科室。1983年担任西日本康复医学科学院讲师，1992年就任该学院教务科长。1996年进入放松大学教养学部，专攻"发达与教育"，并于2000年毕业。2012年就任国家资格证考试康复医学学院院长、PTOT教育学习研究所所长，同年参与九州运动医学专业学校的教育工作。主要著作包括《運動·からだ図解　新版　生理学の基本》（マイナビ出版）及《理学療法士·作業療法士PT·OTから学ぶ生理学ノート》（医歯薬出版）等。

目录

第 1 章
了解不可思议的人体

第 2 章
探索不可思议的人体

探索对人体有益的事

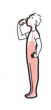

探索对人体有害的事

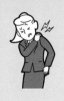

人体不可思议的那些事

探索老化之谜

本书的特点和使用方法

本书将从生理学的角度对人们关于人体的各种烦恼以及困惑进行通俗易懂的解说，帮助读者健康度过每一天。同时，本书也可帮助读者拓展人体方面的知识。

第 1 章
了解
不可思议的人体

本书将人体的构成分成10个领域，并根据功能分别讲解每个领域的基础知识。通过了解功能和构成，可以更好地理解第2章的内容。

第 2 章
探索
不可思议的人体

本书将收录的62个常见疑问归为"对人体有益的事""对人体有害的事""人体不可思议的那些事""老化之谜"4个主题，分别从人体构成的角度进行解说。

每页讲解的人体功能所对应的器官。

筛选出生活中与人体相关的疑问。

用简明扼要的插图加深读者对本文的理解。

功能的划分

标题

插图

从生理学的角度讲解每个疑问的产生原因和解决方法。

讲解

容易导致的病症等

烦恼有时会导致重大疾病的产生。在感到身体异常时要及时就医。

了 解

不可思议的

人体

人体由细胞到各种内脏器官及感觉系统等组合而成。首先,我们将统一观察人体内部的结构,分别从10个领域来观察人体的形成过程与组合原理。

什么是生理学和解剖学？

在日常生活中，我们会进行"吃""呼吸""睡眠"等一系列生命活动。这些我们习以为常的生命活动，其实是由生物机体的各个组成部分所控制的。我们把了解这些组成部分的学科称为"生理学"。

生理学主要研究生物机体的组成部分，例如细胞组织具有何种功能，人如何维持生命活动等。生理学广义上的研究对象是"所有生物机体"，但一般情况下泛指人体。

要学习人体，解剖学和生理学缺一不可。相对于研究人体组成的生理学，解剖学主要研究人体的构造和名称，且与生理学有着密不可分的联系。

要了解人体，重要的是把生理学和解剖学相结合。本书将帮助读者在解剖学的基础上理解人体构造，并从生理学角度对人体的组成及我们生活中经常遇到的问题进行阐述说明。

如何辨别什么对健康有利或有害？

　　在逐渐了解人体的组成后，我们就能分辨出什么是健康生活所需要的以及什么是该规避的。

　　生理学被活用于医学、看护、健康、运动等各个领域。不仅仅面向专业人士，生理学是与每个人都息息相关的学科。

　　例如，我们每个人都对压力过大导致的健康危害心知肚明。那么，如果产生了压力，机体将如何应对呢？如果不理解机体的组成，我们将得不出答案。压力对于机体来说是什么？它又会对机体产生什么样的影响？在压力产生时，我们应该怎么做？这些疑问，都可以通过研究机体构成的"生理学"得到解答。

　　此外，日晒后会脱皮的原因，各类营养成分如何影响机体等疑问，也可以通过机体的组成给出答案。基于此，大多数人能够对自己所重视的健康知识做到进一步了解。

解开在人体内发生的不可思议的现象之谜

　　人体内总会发生许多不可思议的现象。比如已经吃饱了，却可以用"另一个胃"继续盛装食物，或是止不住地打嗝等，数不胜数。

　　想要解开这些在人体内发生的谜题，需要我们了解人体的组成和构造。获得更多关于人体的知识，可以让我们的生活变得更有乐趣，身心也能得到一定放松。并且，还可当作茶余饭后的谈资，百利而无一害。

　　即使对自己的身体一无所知，我们也可能安然无恙。但是，从出生到死亡，身体都像搭档一样始终陪伴着我们。要想和这个搭档和谐相处，了解它的构造和组成至关重要。那么，就让我们一起阅读本书，在快乐学习的同时，加深对人体的了解吧！

了解人体主要构成的十大领域

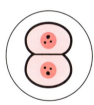

细胞

▶ p.14

人体的最小组成单位。

呼吸系统

▶ p.34

吸入氧气,呼出二氧化碳的生命枢纽。

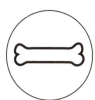

运动系统

▶ p.18

骨骼及肌肉等,支撑身体各个关节,牵引产生运动。

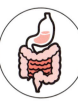

消化系统

▶ p.38

分解并吸收食物,制造人体活动所需的能量。

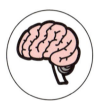

神经系统

▶ p.22

从大脑向人体各处传递信息,连接人体内部。

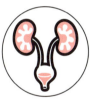

泌尿系统

▶ p.42

向体外排出不为人体所用的物质,保持体内清洁。

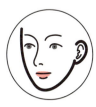

感觉系统

▶ p.26

掌管视觉、听觉、嗅觉、触觉、味觉相关的五感。

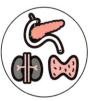

内分泌系统

▶ p.46

分泌各种激素,维持身体机能。

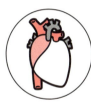

循环系统

▶ p.30

血液、淋巴液等人体内的流动系统。

生殖系统

▶ p.50

孕育新生命的场所。

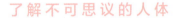

了解不可思议的人体

组成人类机体的
细胞

人体内的细胞多达约37兆个

　　"细胞"是组成人类机体的基本单位,据估算,人体由大约37兆（ 1兆=1×10^{12} ）个细胞构成。过去人们曾认为人体内有60兆个细胞,直到一篇于2013年发表的论文提出约有37兆个后才被确认。细胞的平均直径仅有10～30μm(1μm是1mm的千分之一),肉眼无法看到。从最初的1个受精卵开始重复分裂后增殖产生了具有各种不同功能的细胞,这个过程叫分化。

　　受精卵分化而成的细胞会根据其功能而具有不同的大小和形状。功能相同的细胞聚集后构成了肌肉和神经等"组织"。每个组织联合在一起形成了心脏、胃、皮肤等具有特定功能的结构,称为"器官"。具有相同功能的器官集合后形成循环系统和消化系统等"器官系统",最终构成了我们的身体。

　　人体内的细胞大约有200种,其基本构造相同。2/3为水,其余是蛋白质和脂质等,被细胞膜所覆盖。内部充满了细胞质,且漂浮着含有DNA(脱氧核糖核酸)的细胞核以及其他具有各类功能的多种细胞器。

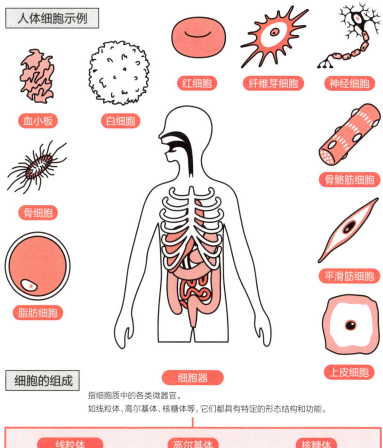

人体细胞示例

血小板

白细胞

红细胞

纤维芽细胞

神经细胞

骨细胞

脂肪细胞

骨骼筋细胞

平滑筋细胞

上皮细胞

细胞的组成

细胞器

指细胞质中的各类微器官。
如线粒体、高尔基体、核糖体等，它们都具有特定的形态结构和功能。

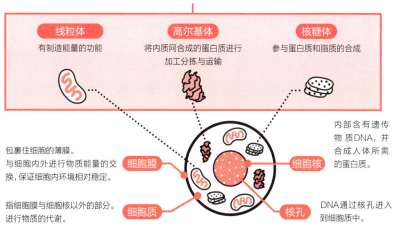

线粒体	高尔基体	核糖体
有制造能量的功能	将内质网合成的蛋白质进行加工分拣与运输	参与蛋白质和脂质的合成

包裹住细胞的薄膜。
与细胞内外进行物质能量的交换，保证细胞内环境相对稳定。

指细胞膜与细胞核以外的部分。
进行物质的代谢。

细胞膜

细胞核

细胞质

核孔

内部含有遗传物质DNA，并合成人体所需的蛋白质。

DNA通过核孔进入到细胞质中。

DNA是构建人体的设计图

DNA携带着与生物体相关的各种信息,是维持生命活动的关键。它们像两条缠绕在一起的锁链,构成双螺旋结构。两条锁链中有4种碱基(腺嘌呤、胸腺嘧啶、鸟嘌呤、胞嘧啶),这些碱基根据各自特定的含义排列组合。碱基的排列成为遗传信息,从而合成我们人体所需的蛋白质。

DNA经过复杂的组合后,形成了人体细胞中的46条染色体。细胞分裂时,分裂出的两个细胞仍各自携带46条染色体,这称为体细胞分裂。但是只有精子和卵子是减数分裂,染色体数目是23条,减少到一半。各有23条染色体的精子和卵子在受精时各自的染色体会结合成46条。于是,孩子遗传了父母各自一半的基因。

有限的细胞分裂次数和细胞的寿命

人体细胞的分裂次数是有限的。决定细胞分裂次数的是一种位于染色体末端,叫作端粒的DNA。端粒在婴儿时期最长,重复分裂后逐渐变短。当端粒损耗到一定程度时,就会无法继续分裂,最终死亡。细胞的寿命根据种类各有不同,小肠上皮细胞的寿命为24小时,而红细胞大约为120天。死去的细胞会在缩小后被分解,被用来清除体内异物的巨噬细胞(血液细胞)吞噬并消化。

经过细胞分裂和细胞死亡,旧的细胞不断地新陈代谢产生新细胞,细胞不断地重生,从而使人体能够在成长过程中维持生命活动。

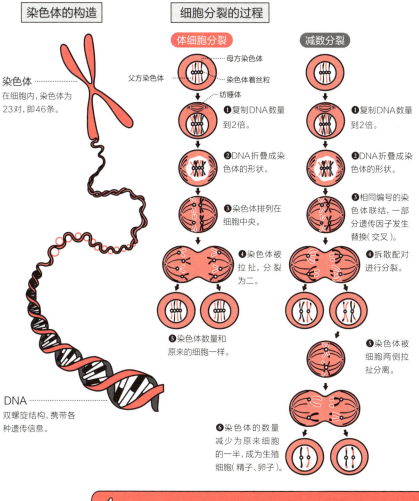

染色体的构造

染色体
在细胞内,染色体为
23对,即46条。

DNA
双螺旋结构,携带各
种遗传信息。

细胞分裂的过程

体细胞分裂

父方染色体
母方染色体
染色体着丝粒
纺锤体

❶复制DNA数量
到2倍。

❷DNA折叠成染
色体的形状。

❸染色体排列在
细胞中央。

❹染色体被拉
扯,分裂
为二。

❺染色体数量和
原来的细胞一样。

减数分裂

❶复制DNA数量
到2倍。

❷DNA折叠成染
色体的形状。

❸相同编号的染
色体联结,一部
分遗传因子发生
替换(交叉)。

❹拆散配对
进行分裂。

❺染色体被
细胞两侧拉
扯分离。

❻染色体的数量
减少为原来细胞
的一半,成为生殖
细胞(精子、卵子)。

总 结

1 人体内的细胞约有37兆个

2 不同功能的细胞形状及大小不同

3 细胞通过每天更新而得以维持生命活动

了解不可思议的人体

骨头和肌肉构成了人体活动的运动系统

人体内约有206块骨头

　　骨头可对人体起到支撑加固的作用。人体内约有206块骨头，所有骨头的质量总和可达人体体重的1/5。人体中最长的骨头是大腿部位的股骨，长度约为人体身高的1/4。最小的骨头是耳朵里的镫骨，长度为3毫米左右。形状大小各异的骨头组成了人体内的坚硬组织骨骼，从而保护大脑和内脏。

　　为了支撑并保护人体，骨头在质量很轻的同时还能保持坚硬。骨头的外层是坚硬的骨密质，内部由像海绵一样形成网眼结构的海绵丝组成。血液在骨头内流通，并输送骨头所需的营养。骨头的内部（骨髓腔）是中空结构，里面充满了一种柔软的组织，即骨髓。

　　骨头主要有以下3个作用。

1 组成骨骼，支撑并保护人体

2 通过骨髓造血

3 调节体内钙含量并进行储存

　　骨头和细胞一样，也在不断地进行着新陈代谢。破骨细胞可以溶解老旧的骨头（骨质吸收），成骨细胞填补缺损的陷窝处，形成新的骨头（骨质形成）。人体生长过程中所伴随的骨头增长变大，以及遭遇骨折后得以恢复，都是靠这个功能。

　　当骨质吸收和骨质形成的平衡被破坏时，骨头就会渐渐地变得脆弱，造成骨质疏松，该症状在高龄女性身上较常见。**定期运动并摄取足够钙质和维生素D可以有效地预防骨质疏松症。**

人体内的骨头

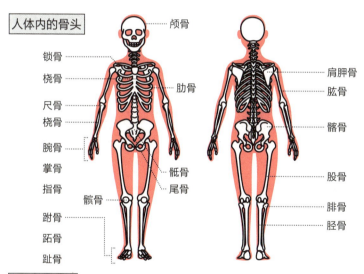

- 颅骨
- 锁骨
- 桡骨
- 尺骨
- 桡骨
- 腕骨
- 掌骨
- 指骨
- 髌骨
- 跗骨
- 跖骨
- 趾骨
- 肋骨
- 骶骨
- 尾骨
- 肩胛骨
- 肱骨
- 髂骨
- 股骨
- 腓骨
- 胫骨

骨头的作用

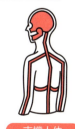

支撑人体

组成骨骼，支撑并保护人体

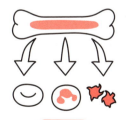

造血功能

骨髓可制造出红细胞和白细胞、血小板等

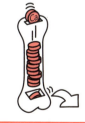

储存钙质

调整体内钙含量并进行储存

19

连接骨头与骨头的关节

关节是骨头与骨头之间的连接处。通过活动关节可以进行手部运动或走路等生命活动。关节分为经常活动的动关节以及几乎不活动的不动关节两种，一般人们所说的关节，指的是手腕或肩膀等部位的可动关节。所有关节的构造几乎相同，由关节面、关节腔、关节囊等组成。它还可以作为缓冲垫减缓撞击，对防止相邻两个骨头之间互相碰撞摩擦有重要作用。骨头与骨头连接处的带状结缔组织叫作韧带，韧带可辅助加强关节的稳定性。脚踝扭伤指的就是韧带和关节损伤的状态。

受意识支配和不受意识支配的肌肉

肌肉由一种叫作肌纤维的细胞组成，大致分为骨骼肌、平滑肌和心肌3类，骨骼肌附着在骨骼上，控制人体运动，平滑肌控制肠胃及血管，心肌控制心脏活动。

骨骼肌呈横纹状，是受意识支配的肌肉（随意肌）。骨骼肌在收到大脑指令后可以通过肌肉收缩引发身体活动。经常锻炼身体的人骨骼肌会变粗，所以会变得肌肉发达。

心肌和骨骼肌一样有横纹，但属于不受意识支配的不随意肌。它具有即使连续不断地工作也不会感到疲惫的性质，可以使心脏24小时持续规律地搏动。

平滑肌不受意识控制（不随意肌），而是受自主神经及激素分配控制。它没有横纹，负责维持内脏和血管功能。

多亏了骨骼和关节以及肌肉之间的协调合作，我们才能够不需要多加思考地随时活动身体。

关节的构造

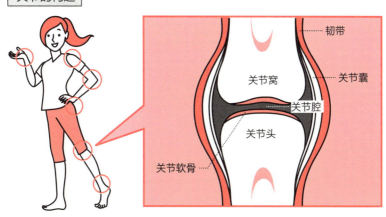

韧带
关节窝
关节囊
关节腔
关节头
关节软骨

三种肌肉

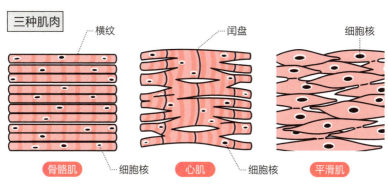

横纹
闰盘
细胞核
骨骼肌
细胞核
心肌
细胞核
平滑肌

总结

1 人体由大约206根骨头支撑

2 肌肉分为骨骼肌、心肌和平滑肌

3 骨骼肌收缩牵引身体活动

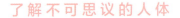
了解不可思议的人体

使人体成为统一体的神经系统

大脑可以同时控制身心

大脑不仅控制人对事物的思考和感知等活动,还负责调节内脏的功能和运动等人体的生命活动。大脑是维持生命的重要器官,由颅骨和脊髓膜覆盖保护。大脑重1200~1500g,聚集了大量的神经细胞,可分为大脑、间脑、小脑、脑干4个部分。

接近脑部外侧的区域,约占整个脑部质量的80%。覆盖在大脑表面的部分叫作大脑皮质,这里聚集了大量的神经细胞,可以产生人的理性及感性等高等心理活动。大脑中间有一条深裂沟,将大脑分为左右两个半球。大脑表面有褶皱,其中特别深的褶皱将大脑分为4个部分。

间脑位于大脑深处,主要分为背侧丘脑和下丘脑。除了作为视觉、听觉等感官信息的中枢以外,间脑还负责体温及体内水分、食欲的协调。人类24小时生活习惯的养成,以及我们通常所说的生物钟的功能也和间脑有关。

小脑位于大脑的后下方,形状呈菜花状。小脑的作用主要是维持人体的平衡,与大脑配合使人体运动保持协调。

脑干（中脑、脑桥、延髓）呈柱状支撑大脑，长度约为10cm，与调节心脏、呼吸、体温等基本生命活动相关。即使大脑受到损伤失去功能，只要脑干还在工作，人体就还能在失去意识的情况下维持生命活动。但是脑干机能一旦停止，人体便无法自行呼吸，进而无法存活。包括脑干在内的整个大脑停止工作的状态称为脑死亡。

大脑内部的各个组成部分各司其职，共同控制协调人体。

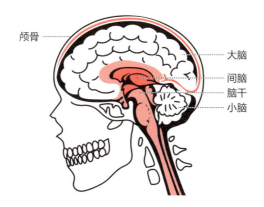

大脑剖面图

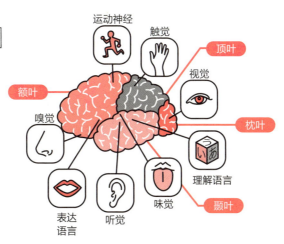

大脑的功能分区

大脑的各个部位掌管不同的领域

中枢神经系统和末梢神经系统接收全身各处的传入信息

　　大脑在接收信息并将指令传递给全身时，需要用到中枢神经系统和末梢神经系统。中枢神经系统由大脑和背骨中的脊髓组成，被誉为人体的司令塔。中枢神经系统呈枝叶状分散延展到身体的各个角落形成末梢神经系统。

　　末梢神经系统按照功能可以分为两类，分别是控制视觉、听觉等感官与运动的"周围神经系统"和关于循环与呼吸的"自主神经系统"。两类末梢神经系统都是通过与中枢神经系统互相传递信息来调节管理全身功能的。

　　另外，周围神经系统还分为向中枢神经系统传递感觉信息的躯体感觉神经及将大脑下达的指令传递到相应所需地点的躯体运动神经。也就是把从外界接收到的刺激通过躯体感觉神经传到大脑，再由大脑向躯体运动神经发出所需指令，并传达给全身的肌肉从而使机体活动。但是，一旦身体触碰到滚烫的东西，或是被绊倒等机体无法瞬间做出保护行为的紧急情况时，就没有足够的时间将信息传递到大脑。在这种情况下，脊髓会代替大脑发出指令，称作脊髓反射。

维持机体劳逸平衡的自主神经系统

　　自主神经系统负责控制内脏、血管和激素分泌等活动，它可以根据生活环境自然地调节人体，在睡眠过程中调节呼吸、心率和体温等的平衡。自主神经系统分为交感神经系统和副交感神经系统两大系统，交感神经系统可使机体处于兴奋状态，而副交感神经系统正好相反，它可使机体处于放松状态。如果由于压力大或生活作息不规律导致自主神经系统紊乱，身体就会出现各种不适。这是自主神经系统失调症，需要通过缓解压力及改善生活习惯来治疗。

神经系统是连接大脑和身体，维持身体机能稳定的重要组成部分，它在我们肉眼无法看到的地方保护着我们。

神经的构造和分类

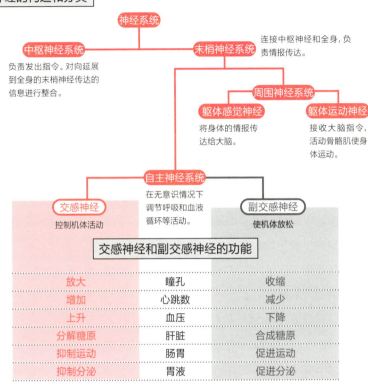

神经系统

中枢神经系统
负责发出指令。对向延展到全身的末梢神经传达的信息进行整合。

末梢神经系统
连接中枢神经和全身，负责情报传达。

周围神经系统

躯体感觉神经
将身体的情报传达给大脑。

躯体运动神经
接收大脑指令，活动骨骼肌使身体运动。

自主神经系统
在无意识情况下调节呼吸和血液循环等活动。

交感神经
控制机体活动

副交感神经
使机体放松

交感神经和副交感神经的功能

交感神经		副交感神经
放大	瞳孔	收缩
增加	心跳数	减少
上升	血压	下降
分解糖原	肝脏	合成糖原
抑制运动	肠胃	促进运动
抑制分泌	胃液	促进分泌

总结

1 由大脑和脊髓组成的中枢神经系统是人体的司令塔

2 中枢神经系统和末梢神经系统控制全身

3 自主神经系统自动调节身体机能

了解不可思议的人体

视觉、听觉、嗅觉等 感觉系统

"视觉"和"听觉"是日常沟通的主体

人的身体总是暴露在光、声音、气味、温度等各种刺激下。感觉器官的职能就是捕捉这些来自外界的刺激，并传达给中枢神经系统。感觉器官所接收到的刺激会被转化成神经冲动后传送给中枢神经。人们通常所说的"五感"，指的就是视觉、听觉、嗅觉、味觉、触觉，它们分别代表不同的器官。

眼睛是感知物体形状和颜色的视觉器官。它由角膜、晶状体、睫状体、瞳孔、视网膜、视神经等组成，和相机的结构相似。照射进晶状体的光线会被投射到眼睛内部的视网膜上，并由视网膜将捕捉到的图像通过视神经传递给大脑。

眼睛里会不断分泌少量泪液以防止眼球干燥。角膜的职能是给眼睛供应氧气和营养，冲洗垃圾，通过杀菌功能保持清洁，从而保护眼睛。

耳朵能够把空气的震动捕捉为声音，产生听觉。空气的震动由外耳→中耳→内耳方向传递，最终作为神经冲动到达大脑。耳朵与保持身体平衡的平衡感觉也有关联。内耳中的半规管可以感知身体的旋转和倾斜，保持全身的平衡。

我们乘坐飞机或高速运转的电梯上时会感到耳鸣，这是气压变化所致。鼓膜将耳朵的内部和外部隔开，调节内外侧所承受的气压。当发生剧烈的气压变化时，无法及时调节气压的鼓膜会向气压低的一侧鼓起，产生耳朵堵塞、听不清、感到疼痛等症状。

视神经的构造

像相机一样，通过晶状体将画面投射到视网膜上。

睫状体

视网膜

眼角膜

视神经

晶状体

泪液和鼻涕

从泪腺流出的泪液通过鼻泪管变成鼻涕。

泪腺

泪囊

鼻泪管

鼻腔

听觉产生的原理

声音传到鼓膜产生震动后，耳小骨（锤骨、砧骨、镫骨）放大振幅。耳蜗感知到声音后通过耳蜗神经传达到大脑的听觉区。

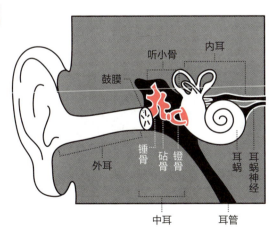

听小骨

内耳

鼓膜

锤骨

砧骨

镫骨

耳蜗

耳蜗神经

外耳

中耳

耳管

和味觉相关的器官不只有舌头

　　鼻子是感知气味的嗅觉器官。气味的源头是飘浮在空气中的细小分子。人在嗅到外界气味时，空气会从鼻子的入口——外鼻孔流通至一个叫作鼻腔的空间。鼻腔顶部的嗅上皮组织能够捕捉气味分子。被捕捉到的气味分子会通过脑内组织嗅球传递到大脑，从而辨别气味。

　　当我们闻到来自外界的气味时，是否曾有过"我记得这个气味！"的感觉呢？据说这是由于感知气味的大脑边缘系统形成了脑内记忆。

　　舌头是味觉器官，主要由肌肉组成。舌头的表面有无数细小的隆起。这些隆起的乳头中有一部分是感知味道的味蕾，舌头表面有5000～10 000个味蕾，它们还分布在口腔内部和喉咙黏膜里。味蕾中的细胞可以区别咸、甜、酸、苦、辣5种味道，通过味觉神经将味觉情报传递给大脑。除了舌头尝出的味道以外，我们的大脑会将口感、香味、温度等情报综合捕捉为"味道"。

皮肤上的5种感觉

　　皮肤除了具有保护人体和调节体温等作用之外，还可以感知外界。皮肤由表皮、真皮、皮下组织三层结构组成，据说成人全身覆盖的皮肤面积有大约一块榻榻米（$1.62m^2$）大小。

　　皮肤内部的感受器可以感知到触觉、痛觉、热觉、冷觉这4种感觉。触觉指的是"被触碰到了""痒"等感觉。受到来自外界的所有刺激在达到一定的强度后就会转变为痛觉。痛觉对保护人体远离危险有着重要的作用。

感受器接收的不仅是对外界的感觉，而且还是关于我们情感产生的重要情报。通过感受器的各个区域相互作用，不光是身体，心情也会受到影响。

感知气味的原理

嗅上皮捕捉到气味分子后通过嗅球传递到大脑。

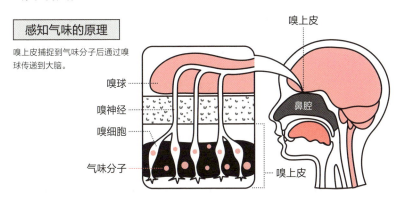

嗅上皮

嗅球
嗅神经
嗅细胞
气味分子
鼻腔
嗅上皮

皮肤感受器的结构

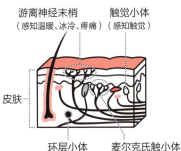

游离神经末梢
（感知温暖、冰冷、疼痛）

触觉小体
（感知触觉）

皮肤

环层小体
（感知挤压）

麦尔克氏触小体
（感知触觉）

味觉的原理

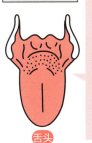

舌头

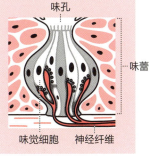

味孔

味蕾

味觉细胞　神经纤维

味道进入味孔后味觉细胞感知其成分，并由神经纤维传递到大脑。

总结

1 感受器将来自外界的刺激传递给中枢神经

2 人的五感通过眼睛、耳朵、鼻子、舌头、皮肤感知产生

3 感受器传递外界情报，与人的情感相关联

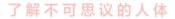

了解不可思议的人体

在全身流动的循环系统

血液在全身各部循环流动

血液和淋巴液在全身循环流动的系统叫作循环系统。循环系统由心脏、心血管系统、淋巴系统组成，主要负责输送氧气和营养，以及回收组织代谢的废物。

心脏通过节律性地收缩和舒张将血液如同动力泵一般输送到全身。成人在静止时心跳为60~80次/分钟，约输送5L的血液。心脏的外壁被一种叫作心肌的肌肉所覆盖，这种肌肉属于不受意识控制的不随意肌。心肌细胞可以自行收缩，因此在人体睡眠状态中也能24小时持续工作。

心脏分为4个腔，每个腔都通过粗大的血管连接。从心脏搏出的血液通过血管循环全身，然后再被运回心脏（体循环）。回到心脏的血液会被运送到肺部。肺在呼吸过程中排出二氧化碳，进行氧合（肺循环）。血液反复地进行着体循环和肺循环。

据说，人体内循环的血液量占成人体重的8%左右，即体重60kg的人体内血液为4—5L。血液中的成分分为有固定形态的血细胞和液体状的血浆两种。血细胞又分为红细胞、白细胞、血小板，血浆中大部分都是水，其余是蛋白质和糖脂。血液的功能总结如下。

血液的功能

搬运物质
将氧气和营养成分、激素、代谢废物等运送到相应部位。

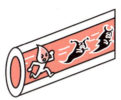

免疫
抵御进入体内的细菌或病毒等。

止血
堵住血管受伤的部位，凝固血液以止血。

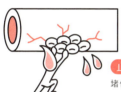

调节体内循环
负责输送及散发热量，调整体温。通过血液的成分及浓度，调整体内水分保持平衡。

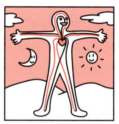

血液循环的原理

被运送到全身的动脉血内含有大量氧气，静脉血中氧气含量少。体循环向全身提供氧气，肺循环吸收氧气。

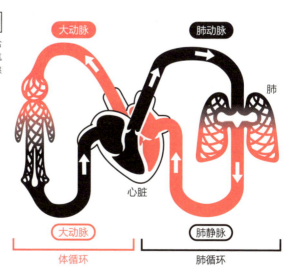

大动脉　　　肺动脉

肺

心脏

大动脉　　　肺静脉

体循环　　　肺循环

血管是血液全身循环的通道

血管分为动脉、静脉、毛细血管。动脉负责运送心脏搏出的动脉血。为了和心脏搏出血液时的强压相抗衡，并保证血液能够顺畅流通到全身各个脏器及末梢组织，动脉形状纤细，管壁较厚且具有弹力，连接呈网状分布的毛细血管。毛细血管在与细胞及组织进行物质交换后，通过静脉将血液运送回心脏。

血液通常通过血管进行流动，但毛细血管中会渗出些许血液的液体成分。这些液体成分填补了人体组织中的间隙（组织液）。组织液大部分会和血液一起被静脉回收到心脏，一部分被遍布全身的淋巴管回收。进入淋巴管的组织液就是淋巴液。淋巴管分布全身，人体内各部都有淋巴结。淋巴结具有滤网功能，能够处理体内的异物和细菌，形成免疫。淋巴管最终会入静脉，淋巴液也再次和血液一起回到心脏。

血压指的是施加在血管壁上的压力

血管壁承受来自心脏输出的血液在流动时内侧产生的压力。这种压力被称作血压，通常指的是动脉的压力。心脏紧密收缩时，血液的冲击力会给血管壁带来强烈的压力，这是收缩期血压（最高血压）。心脏舒张时的血液流势变弱，称为舒张期血压（最低血压）。日本高血压学会公布了血压的标准值，用于诊断高血压。高血压是引起诸多疾病的主要原因，需要多加预防。

让血液在全身流动的循环系统与各种细胞和组织有关，对于机体来说不可或缺。

循环系统的构造

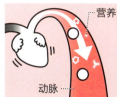

营养元素

在心脏的动力泵作用下，富含氧气和营养元素的血液被运送到身体各处。

动脉

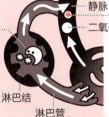

静脉
代谢废物
二氧化碳
免疫细胞
淋巴结
淋巴管

人体组织间隔里的液体被淋巴管吸收变成淋巴液。在淋巴结中通过免疫细胞除去异物。

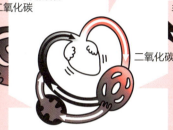

毛细血管
氧气
二氧化碳
代谢废物

通过毛细血管向全身提供氧气和营养元素。回收了二氧化碳和代谢废物的血液经由静脉回到心脏。

血压的原理

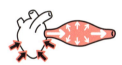

收缩期血压（最高血压）

心脏收缩，血管壁承受较强压力时的状态。

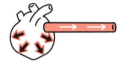

舒张期血压（最低血压）

心脏舒张，血管壁承受较小压力时的状态。

总结

1 血液循环是将人体所需的各种物质运送到相应部位的活动

2 血液循环分为体循环和肺循环

3 血液和淋巴液在全身循环流动

了解不可思议的人体

生命活动的关键
呼吸系统

肺无法自行工作

人体通过呼吸将氧气转化成维持生命所需要的能量。呼吸的作用是吸收空气内的氧气，把不需要的二氧化碳排出体外。这个过程叫气体交换。

进行气体交换的部位有两个，一个是在肺里进行的外呼吸，另一个是在细胞和血管之间进行的内呼吸。"呼吸"一词一般指的是外呼吸。

外呼吸由鼻子、咽喉、扁桃体、气管、支气管和肺来完成，这些器官统称呼吸器官。呼吸器官中，从鼻子到支气管部位是空气的通道，也就是气道。空气不只从气道内通过，还会通过鼻毛或黏膜等，这些组织会对吸入的空气进行加湿，与灰尘或其他病原体混合形成喷嚏来防止病毒入侵。

空气通过气道所到达的区域是支气管前端的肺泡。肺泡是直径约0.1mm的小口袋，肺泡的周围包裹着毛细血管。此时进入肺泡内的空气中的二氧化碳会与毛细血管之间的氧气相交换。血液把二氧化碳丢入肺泡后，吸收氧气并运送到全身各处。人体在这个过程中吸收氧气，并排出二氧化碳。

因为肺内没有肌肉，所以无法自行吸收空气。需要借助包裹着肺的胸腔，胸腔扩大时肺也会一起膨胀，进而从外界吸收空气。此时，起主要作用的肌肉就是前斜角肌和横膈膜。前斜角肌位于肋骨与肋骨之间，横膈膜如同体育场一般覆盖在胸腔底部。前斜角肌或横膈膜等与呼吸有关的肌肉统称为呼吸肌肉。呼吸肌肉之间的联动可以使胸腔扩大、缩小，从而实现空气的吸进和呼出。

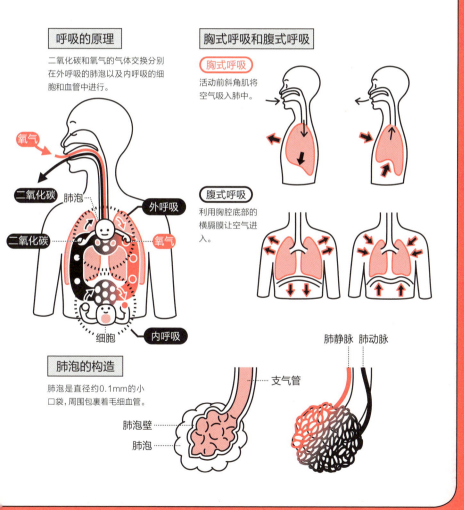

呼吸的原理

二氧化碳和氧气的气体交换分别在外呼吸的肺泡以及内呼吸的细胞和血管中进行。

氧气

二氧化碳   肺泡   外呼吸

二氧化碳   氧气

细胞   内呼吸

胸式呼吸和腹式呼吸

胸式呼吸

活动前斜角肌将空气吸入肺中。

腹式呼吸

利用胸腔底部的横膈膜让空气进入。

肺静脉 肺动脉

肺泡的构造

肺泡是直径约0.1mm的小口袋，周围包裹着毛细血管。

支气管

肺泡壁

肺泡

睡眠时人体不会停止呼吸的原因

人体可以有意识地调节呼吸的深度和次数。握手、走路等可以靠自身意识进行的活动称为随意运动，呼吸也是其中之一。然而，虽然呼吸可以通过人自身的意识进行调节，但是在睡眠期间却不会停止。这是由于此时控制呼吸的是与自己意识无关的不随意运动，呼吸行为受随意运动和不随意运动共同控制。

延髓（脑干的一部分）中有调节呼吸的中枢，它可以根据人体的状态向呼吸肌发出指令。多亏了人体内部的多个感受器，人体才能够随时捕捉关于呼吸的情报。当血液中出现氧气浓度较低、二氧化碳浓度上升、肺部膨胀等呼吸问题时，感受器能够感知到并将情报传递给延髓。延髓在收到这些情报后发出指令刺激呼吸肌。该结构使人体在睡眠时不会停止呼吸。

声音的本质是声带制造的空气振动

谈话、唱歌、大声吼叫等动作也都和呼吸有着密切关联。声音是由喉咙中的声带所制造的空气振动。声带的左右有两个软骨，中间可供空气通过的间隙叫声门。呼吸时声门打开，空气便会自然流入。发出声音时，人体会通过肌肉使声门的间隙缩小。空气在这样的状态下通过声门时声带会振动并发出声音。

声门打开的方式会改变声带的振动次数，还可以控制声音的高低。声带振动发出的声音会受喉咙、口腔、鼻腔内的共鸣作用影响，并通过活动舌头和嘴唇形成语言。舌头和口型变化会形成"a"或"i"等声音，通过舌头改变空气的流动后会形成"p""b"等声音。

调节呼吸的功能

- 肺内部的伸展感觉器将肺的舒展情况传递给延髓的呼吸中枢。

- 大动脉和延髓中的化学感觉器将血液中的氧气和二氧化碳浓度、酸碱度等情报传递给呼吸中枢。

- 接收到各种情报的延髓呼吸中枢向横膈膜和呼吸肌发出指令并控制呼吸。

- 除此之外，感情、疼痛以及血压等也会影响呼吸。

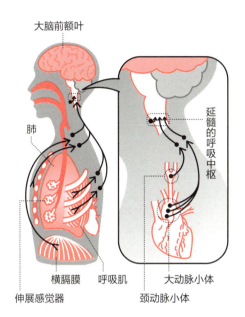

大脑前额叶

延髓的呼吸中枢

肺

横膈膜　呼吸肌　大动脉小体

伸展感觉器　颈动脉小体

声门的活动

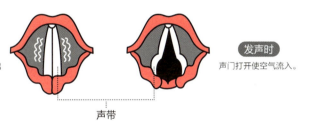

发声时
声带紧缩并振动发出声音。

发声时
声门打开使空气流入。

声带

总结

1 呼吸的作用是进行氧气和二氧化碳的气体交换

2 呼吸可以根据人体状态进行无意识的调节

3 通过声门间隙缩小发出声音

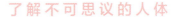

了解不可思议的人体

吸收营养的
消化系统

消化对于食物来说是一场漫长的旅途

人体通过摄入食物来获取机体所需的物质和为机体供能的营养元素。为了吸收营养元素，食物必须被分解"消化"，负责这项工作的就是消化系统。消化器官是从口腔到肛门的一条管状器官，又称作消化管道。食物在经过食道→胃→小肠→大肠的过程中被消化/吸收，经过约20小时的漫长旅途后以粪便形式被排出体外。

食物首先进入口腔，通过牙齿的咬合进行咀嚼。咀嚼成碎块的食物和唾液混合变软后一并被吞咽。吞咽指口腔和咽喉共同将食物送进食道的连续运动。

食道是一条连接咽喉和胃的细管道，成人的食道长度约为25cm。食物不会因为自身重力而直接落进胃里，而是通过食道肌肉的收缩和舒张慢慢地被推挤过去。这个过程称为肠道蠕动，人体就算处于倒立状态下，食物依然能被运到胃里。

胃是一个口袋状器官，用于暂时存储食物。到达胃部的食物会经过胃的收缩和胃液的相互作用，像榨汁机一样被混合成黏稠的粥状液体。胃分泌出的胃液中含有消化酶和盐酸，在分解食物的同时还可以起到杀菌作用。

　　食物的下一站是连接胃和大肠的小肠，小肠长6~7m，分为十二指肠、空肠、回肠3个部分。肝脏分泌的胆汁和胰脏分泌的胰液流入小肠前端的十二指肠，帮助食物进行消化。小肠内侧被细小凸起的绒毛覆盖，机体从表面的微绒毛吸收营养元素。

消化过程

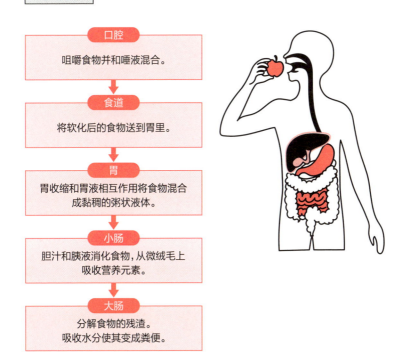

口腔
咀嚼食物并和唾液混合。

食道
将软化后的食物送到胃里。

胃
胃收缩和胃液相互作用将食物混合成黏稠的粥状液体。

小肠
胆汁和胰液消化食物，从微绒毛上吸收营养元素。

大肠
分解食物的残渣。
吸收水分使其变成粪便。

食物转化为粪便结束旅途

食物在小肠里被吸收掉营养元素后,会通过肠道蠕动进入大肠。大肠由盲肠、结肠、直肠组成,是消化系统的最后一站。大肠内部生存着约1000种,共100兆个肠内细菌,帮助分解消化食物的残渣。因为大肠内的细菌分布看起来像花园,所以被称作肠道花园。大肠会吸收水分,使食物残渣随着时间流逝逐渐转变成粪便。粪便堆积在直肠内后,大脑会受到刺激感觉到便意,然后从直肠的出口——肛门排出粪便。

吸收营养的路线各有不同?

消化系统可以分解食物,使营养元素能够更好地被人体所吸收。碳水化合物(糖)、蛋白质、脂质这三大营养元素都是通过小肠进行吸收的,然而不同营养元素的分解地点和原理则有所不同。

大米、面包等面食中富含的碳水化合物被唾液和胰液等消化酶分解为单糖。单糖被吸收后会作为大脑和人体的能量源输送给全身的细胞。

肉、鱼、大豆等食物中富含的蛋白质被唾液和胰液等分解为氨基酸,并转化为酵素,成为进行皮肤、骨骼代谢的营养元素。

做菜时使用的油或乳制品中富含的脂质难溶于水,具有不溶于消化酶的性质,因此,需要在胆汁进行乳化后通过胰液进行分解吸收。被吸收的脂质具有多种功能,如成为机体的能源、制造细胞膜、增加皮下脂肪维持体温保护内脏等。除了三大营养元素之外,维生素和矿物质也能够通过消化系统被人体吸收。

大肠的功能

大肠吸收食物残渣水分，使其随时间流逝转变为粪便排进直肠，然后通过肛门排出体外。

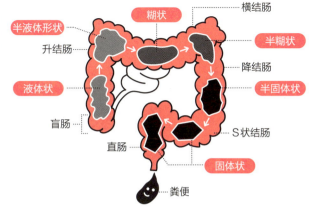

糊状
横结肠
半液体形状
升结肠
半糊状
降结肠
液体状
半固体状
盲肠
S状结肠
直肠
固体状
粪便

消化和吸收

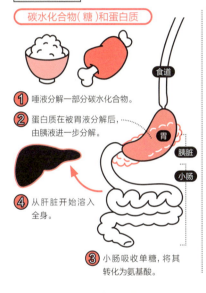

碳水化合物（糖）和蛋白质

食道

① 唾液分解一部分碳水化合物。

② 蛋白质在被胃液分解后，由胰液进一步分解。

胃

胰脏

小肠

④ 从肝脏开始溶入全身。

③ 小肠吸收单糖，将其转化为氨基酸。

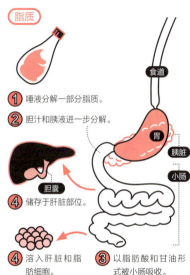

脂质

食道

① 唾液分解一部分脂质。

② 胆汁和胰液进一步分解。

胃

胰脏

小肠

胆囊

④ 储存于肝脏部位。

④ 溶入肝脏和脂肪细胞。

③ 以脂肪酸和甘油形式被小肠吸收。

总结

1 人体消化吸收食物中的营养元素

2 消化与消化酵素和肠道细菌有关

3 不同营养元素的分解地点和原理不同

了解不可思议的人体

排出人体代谢物的
泌尿系统

除去血液中代谢物的系统

血液循环流动时将营养元素输送给各个组织后接收代谢物。负责去除代谢物的就是由肾脏、尿管、膀胱、尿道组成的泌尿系统。

肾脏位于人体背部的中心部位,左右各有一个,是呈豌豆形状的脏器。肾脏1分钟内会流入多达1L的血液,这些血液会制造出尿。成人一天的排尿量为1000～1500mL,据说人体充分排泄出代谢废物所需的排尿量是400～500mL/天。

肾脏内制造尿的组织叫作肾单位,由肾小球和鲍曼氏囊构成的肾小体以及尿细管组成。血液进入肾小体内,被细小血管缠绕的肾小球过滤后集中进入鲍曼氏囊。肾小球过滤后的物质叫作原尿,人体每天能够产出多达150L。原尿中不只含有代谢废物,还有体内所需的水分和大量电解质物质,不能全部排出体外。因此,原尿的下一站是进入细尿管,血液再次吸收必要物质后产生尿,将废弃物质排出体外。

肾单位中产出的尿会经由肾脏内的尿管导入膀胱。膀胱可以根据尿量进行伸缩,是暂时储存尿的口袋。据说膀胱可以储存约500mL的尿,当尿积攒到200mL时人就会感觉到尿意。

停留在膀胱内的尿经由尿道排出体外。尿道出口与外尿道口相连,尿道长度女性3~4cm,男性15~20cm。顺便一提,女性膀胱炎患病率比男性高的原因是女性尿道比男性短,杂菌容易从膀胱入侵。肾脏、尿管、膀胱、尿道共同合作,将血液中的代谢废物变成尿排出体外。

肾脏的功能

肾脏除了可以调整体内的酸碱值和水分、矿物质含量,排泄代谢废物以外,还可以调节血压,促进红细胞的生成,提高维生素D活性。

肾单位的构造

肾单位由充满毛细血管的肾小球,以及包裹肾小球的鲍曼氏囊组成。原尿从肾小球到鲍曼氏囊被过滤后,99%的成分会被二次回收。剩下1%的代谢废物和水分成为尿。

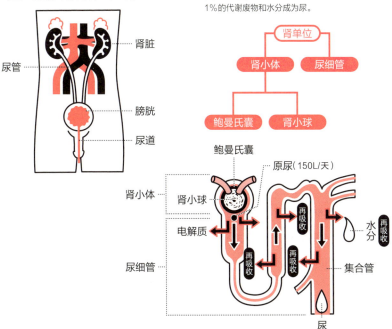

肾脏调整体液环境和血压

肾脏有调整体液（人体内水分）环境以及血压的功能。另外，还可以从尿中吸收必要物质，排出代谢废物。

例如，人体吸收大量水分时肾脏会制造更多尿，水分不足时尿会减少。调整体内的水分含量是肾脏的功能之一。产尿过程中，血液吸收对人体有益的矿物质或负离子后把不需要的排入尿里。这个过程可以帮助人体调整体内电解质平衡，并保持血液的弱碱性。

肾脏与血压的调整关联密切。当肾脏感知到体内血液量减少或血压降低时，会分泌一种叫作肾素的激素。这种激素可以通过减少尿量增加人体内水分来使血压上升。

肾脏就这样和激素一起调节着体内的体液环境和血压。

肾脏帮助人体生成红细胞，提高维生素D活性

肾脏可以分泌出一种叫作促红细胞生成素的激素，这种激素和红细胞的生成有关。促红细胞生成素负责刺激骨髓，促进红细胞生成。因此，肾功能受损时促红细胞生成素的分泌量会下降，有时会导致贫血。因肾功能受损而引起的贫血称为肾性贫血。

维生素D与钙质吸收关联密切，食物如果仅仅保持摄入后的状态，是无法对机体产生作用的。肾脏可以通过激活维生素D，促进肠道吸收钙质从而生成强劲的骨骼。因肾功能受损导致被激活的维生素D含量不足时，钙质会难以被吸收，从而导致骨质疏松症。

肾脏作为泌尿器官，不仅可以排出体内废物，还可以调节体液环境及血压，对生成红细胞和提高维生素D活性等各种维持身体机能的活动有着重要作用。

肾脏的职责

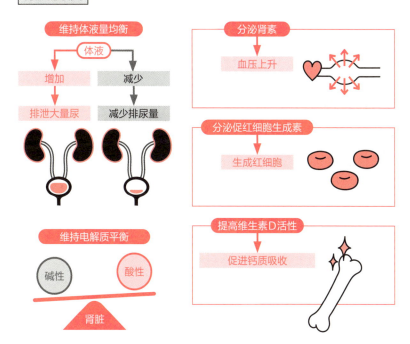

维持体液量均衡
体液
增加 · 减少
排泄大量尿 · 减少排尿量

维持电解质平衡
碱性 · 酸性
肾脏

分泌肾素
血压上升

分泌促红细胞生成素
生成红细胞

提高维生素D活性
促进钙质吸收

总结

1 泌尿系统由肾脏、尿管、膀胱、尿道组成

2 与去除血液内代谢废物有关的器官统称为泌尿器官

3 肾脏与调节体液和血压及生成红细胞有关

了解不可思议的人体

掌管各种激素的内分泌系统

可以调节人体机能的激素含量极低

内分泌指的是在激素作用下调节人体机能的现象。激素是人体内向特定细胞发出指令的化学物质。人体具有维持内部环境的机能，称为稳态(homeostasis)。内分泌系统分泌出激素调节人体各个器官的功能，从而和自主神经系统共同维持人体稳态。

内分泌和外分泌的分泌场所与分泌物有所不同。

- 内分泌：分泌血管激素。
- 外分泌：分泌人体表面的汗液以及消化管内的唾液和胃液等。

分泌激素的是位于各个部位的内分泌器官，具体包括大脑的松果体和垂体、甲状腺、肾上腺、胰腺、生殖器等，它们各自分泌不同的激素。

内分泌器官中分泌出的激素会经由血管被运送至全身，但并非所有器官和细胞都会对激素有反应。只有一部分含有携带特定激素受体的细胞可以在激素作用下工作，这种细胞叫作目标细胞，而对特定激素起反应的器官称为目标器官。

人体内激素含量极低，每毫升血液中的激素含量仅能用纳克(ng)

和皮克（pg）单位计算（1g=1×10^{9}ng=1×10^{12}pg）。激素含量虽低但功效强大，所以需要控制血液中的激素浓度在固定范围值内。因此，内分泌器官一边监测人体内环境，一边调节激素的分泌量。

稳态的原理

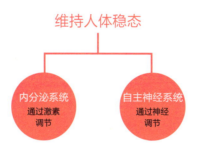

激素的分泌

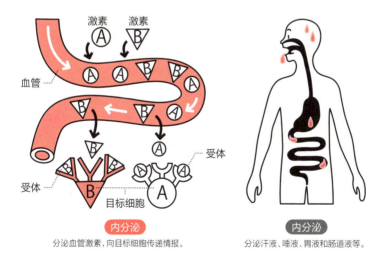

内分泌
分泌血管激素，向目标细胞传递情报。

内分泌
分泌汗液、唾液、胃液和肠道液等。

内分泌系统的中枢是松果体和垂体

内分泌系统中起司令塔作用的,是位于间脑(大脑深处)的松果体和松果体下侧的垂体。它们能够分泌激素刺激其他内分泌器官,在内分泌系统中起中枢作用。垂体分泌的激素直接作用于细胞,与骨头和肌肉生长、母乳生成及调节尿量有关。

分泌激素的各种器官

甲状腺是喉咙里呈蝴蝶形状的器官,分泌甲状腺激素和降钙素。甲状腺激素可以促进全身的新陈代谢,降钙素可以调节血液中的钙浓度。附着在甲状腺里侧的甲状旁腺分泌的甲状旁腺激素会影响钙浓度,参与骨头的破坏和再生。

肾脏上部的肾上腺分为皮质和髓质,分别分泌不同的激素。肾上腺皮质分泌肾上腺皮质激素,与糖的代谢、免疫及调节体液量等相关,功能多样。有肾上腺髓质分泌以肾上腺素和去甲肾上腺素为代表的儿茶酚胺,其与交感神经作用相同,可以提高血压和血糖值,使机体亢奋并进行新陈代谢。

胰腺是胃里的一种细长器官,主要分泌调整血糖值的胰高血糖素和胰岛素。胰岛素数量不足或胰岛功能低下会导致人体处于持续高血糖状态,最终患上糖尿病。

精巢分泌控制性欲和脱发的雄性激素,卵巢分泌女性妊娠、生产时使身体产生变化的雌性激素。

此外,胃和肠里的消化管、心脏、血管等器官也能分泌激素。

各种各样的激素

内分泌器官	内分泌腺	激素
	松果体下部	●释放激素：促进腺垂体分泌激素 ●抑制激素：抑制腺垂体分泌激素
	腺垂体 （垂体前叶）	●生长激素：促进机体生长 ●催乳素：促进母乳的分泌
	神经垂体 （垂体后叶）	●催产素：使子宫收缩，制造母乳 ●抗利尿激素：减少排尿量
	甲状腺	●甲状腺激素：促进新陈代谢 ●降钙素：降低血液中的钙含量
	甲状旁腺	●甲状旁腺激素：提高血液中的钙含量
	肾上腺皮质	●盐皮质激素（醛固酮等）：增加体液量，使血压上升 ●糖皮质激素（皮质醇等）：使血糖上升，具有抗炎症和免疫 抑制的作用
	肾上腺髓质	●肾上腺素/去甲肾上腺素：使血压上升，血管收缩和血糖增高
	胰腺	●胰高血糖素：使血糖增高 ●胰岛素：使血糖降低
	卵巢	●雌激素：使卵巢内卵子成熟和女性体征的形成 ●孕激素：将卵子排出卵巢，实现妊娠功能并维持
	精巢	●睾丸激素：促进男性生殖器发育和男性体征的形成

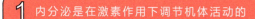

总结

1 内分泌是在激素作用下调节机体活动的

2 分泌出的激素经由血管到达全身

3 激素只对携带受体的目标细胞有效

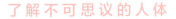

了解不可思议的人体

孕育新生命的
生殖系统

制造精子和卵子的生殖器

　　生殖器是生物繁衍后代，对新生命的诞生起重要作用的器官。它与其他器官的不同之处在于男女生殖器的构造具有很大差异。

　　男性生殖器由体外的阴茎、阴囊以及体内的生殖腺（睾丸）、附睾、输精管道、射精管、前列腺等组成。男性生殖器的任务是生产精子并将其送入女性生殖器。

　　精巢在阴囊内产生精子后将其送至附睾暂时储存。精子从附睾经由输精管的过程中，与精囊及前列腺、尿道球腺等中产生的分泌液混合产生精液。当性兴奋达到一定程度时，精液会从阴茎的尿道口放射出去（射精），一次射精可释放1亿～4亿个精子。精子的存活周期为2～3天。为了便于将精子送入女性生殖器中，射精时阴茎会保持坚硬勃起的状态。射精通过阴茎内部呈海绵状的海绵体充满血液后完成。尿和精液都是从尿道口排出，这是因为精子的通道输精管和尿道会合。

　　女性生殖器由体内的卵巢、输卵管、子宫、阴道和体外的阴阜、大阴唇、小阴唇、阴道前庭、阴核组成。女性生殖器的任务是生产卵子，与精子完成受精后怀胎分娩。女性生殖功能的核心是在形成卵子的同时分泌女性激素的卵巢。**卵细胞在卵巢中约经过14天时间成熟后以卵子形式排出**，排出的卵子处于随时可受精状态，向输卵管前端的子宫移动。连接子宫的阴道是接收阴茎的器官，也是生产时胎儿经过的产道。

　　男性生殖器和女性生殖器都是以繁衍后代为共同目的而为受精做着准备。

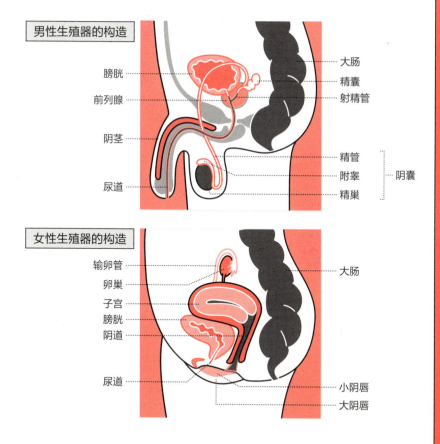

男性生殖器的构造

膀胱
前列腺
阴茎
尿道

大肠
精囊
射精管

精管
附睾　阴囊
精巢

女性生殖器的构造

输卵管
卵巢
子宫
膀胱
阴道
尿道

大肠

小阴唇
大阴唇

月经是妊娠前的准备

女性的机体会在卵巢和子宫的作用下反复为妊娠做准备。排卵后卵子的寿命为12～24小时，不受精就无法继续存活。卵子的寿命终结后会被排出体外，卵巢和子宫则再次开始为妊娠做准备。这就是以每月为周期重复的月经。准确地说是指本次月经开始的日期到下一次月经开始的前一天为一周期，以排卵期为分隔，前半周期叫卵泡期，后半周期叫黄体期。

月经周期之所以可以如此循环变化，是由于卵巢可分泌出雌激素（卵泡激素）和孕激素（黄体激素）这两种女性激素。雌激素为妊娠做准备，孕激素则是为了维持妊娠而工作。

子宫内膜是受精卵的温床，在排卵前的卵泡期时，卵巢会大量分泌雌激素使子宫内膜变厚。直到排卵后的黄体期时孕激素使子宫内膜变得更厚且松软。这些变化完成后，子宫内膜就为接收受精卵做好了准备。如果妊娠未成功，雌激素和孕激素的分泌量会急剧下降造成子宫内膜脱落。脱落后的子宫内膜被排出体外形成月经。

受精和妊娠

性行为后通过射精进入阴道内的精子会经由子宫和输卵管后与卵子结合变成受精卵。受精卵开始进行有丝分裂并在输卵管中进行运输。受精卵经过输卵管后进入子宫中的子宫内膜，之后受精卵钻进松软的子宫内膜（着床）。着床代表妊娠成功，接下来受精卵开始在子宫内膜里孕育胎儿。

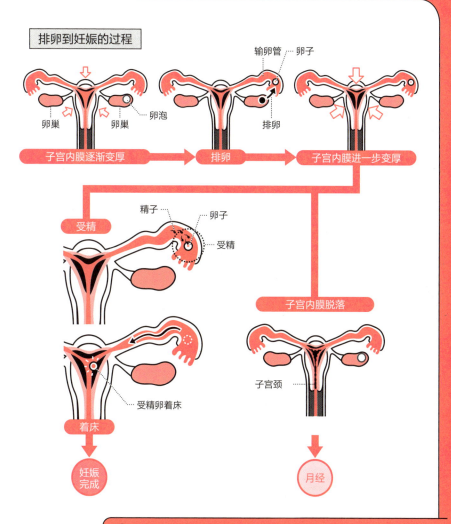

排卵到妊娠的过程

输卵管 卵子
卵巢 卵巢 卵泡
排卵

子宫内膜逐渐变厚 → 排卵 → 子宫内膜进一步变厚

精子 卵子
受精 受精

子宫内膜脱落

受精卵着床
子宫颈

着床

妊娠完成

月经

总结

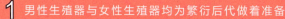

1 男性生殖器与女性生殖器均为繁衍后代做着准备

2 雌激素和孕激素调节月经

3 受精卵在子宫内膜着床完成妊娠

接种疫苗会给人体带来什么影响？

我们的身体周围存在着大量细菌或病毒等病原体，这些病原体会引发各种感染病。为了保护机体不被感染病侵蚀，就需要免疫系统发挥作用，以防止病原体的入侵或增殖。

免疫系统对曾经进入人体内的病原体有记忆功能，当同种病原体再次入侵时，免疫系统能够根据记忆情报快速反应并消除这种病原体。

疫苗则是利用了免疫系统的这个功能。疫苗的成分里含有已经被削弱或失去感染力的病原体以及提取了一部分病原体的物质。将不会导致人体患病程度剂量的疫苗注入体内，即可通过人工获得免疫能力来抵御真正的病毒。接种疫苗不仅是在有严重感染症时保护接种者，还可以防止传染给他人造成社会蔓延性感染。

然而接种疫苗后，个别接种者会产生发烧或注射部位红肿等副作用（有害现象）。疫苗在制造过程中虽然会尽量避免对人体造成伤害，但不存在百分之百安全的疫苗。因此，在了解风险的前提下，在必要时接种疫苗至关重要。

目前，关于疫苗的错误信息时有出现，轻信谣言十分危险。因此，建议参考多数专家参与的公共机关或学会等专业机构提供的信息，这些信息更值得信赖。

为了能够安心地生活，请大家从正规的信息源获取正确信息后安全接种疫苗。

可信任的专业机构
- 厚生劳动省
- 日本国立感染症研究所
- 小儿科学会

第 2 章

探 索

不可思议的

人体

生活中，你是否会有这样的疑问，为什么身体会做出这样的动作，产生这样的情况？本章将划分为"什么对人体有益""什么对人体有害""人体不可思议的现象""老化之谜"4个部分进行详细解说。

有益的事
探索对人体

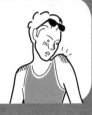

▶ p.64

皮肤被晒伤后为什么会脱皮?

▶ p.66

各种各样的营养元素对身体有着怎样的影响?

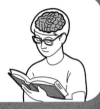

▶ p.68

大脑褶皱越多的人越聪明吗?

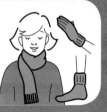

▶ p.58

感到寒冷时,为什么最好先温暖"腕部"和"颈部"?

▶ p.70

人的记忆会在睡眠时间进行梳理整合,这是真的吗?

zzz...

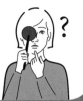

▶ p.60

如何保护眼睛,防止视力下降?

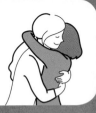

▶ p.72

肢体接触对人体来说是必要的吗?

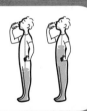

▶ p.62

人体每天需要摄取多少水分?

▶ p.74

"血液顺滑如水"是怎样的状态?

▶ p.76

如何才能强健骨骼？

▶ p.88

如何提高免疫力？

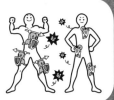

▶ p.78

探索人体一生之谜

1.关于步行

人一生走过的路程可绕地球约3.3圈！

▶ p.90

正确有效的洗手方法是什么？

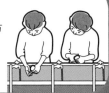

▶ p.80

戴口罩可以提升肺活量吗？

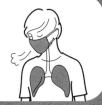

▶ p.92

今年又不幸得了流感……

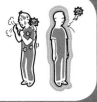

▶ p.82

体温高的人不容易感冒是真的吗？

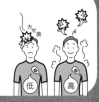

▶ p.84

短睡者只需要短暂睡眠便可以精神百倍的原因是什么？

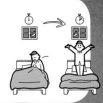

▶ p.86

为什么晨起的日光浴对身体有益？

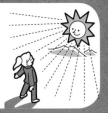

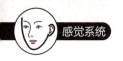
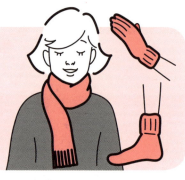

感到寒冷时，
为什么最好先温暖
"腕部"和"颈部"？

当冷空气降临时，人的体温不仅会下降，还会丧失外出的动力。
据说此时取暖的最有效方式是让手腕和脚踝等身体部位暖和起来，
这是什么原因呢？

腕部和颈部有粗动脉

外面实在太冷了！真想找个法子让身体热乎起来！此时可以尝试先让腕部和颈部热起来。

手腕、脚踝和脖颈的表层皮肤下有粗动脉流通，用手按压可以感觉到脉搏扑通扑通地跳动着。动脉遍布全身，但能够从外部触摸到脉搏跳动的部位只有极少一部分。

血液有调节体温的作用，可以将体内制造出的热能运送到全身。因为腕部和颈部的动脉血液量较多且靠近皮肤，所以先温暖腕部和颈部是为了让这些部位的粗动脉中的血液温度升高并输送到全身，从而让身体暖和起来。

腕部和颈部有以下几种动脉。

● **手腕**：桡动脉
● **脚踝**：足背动脉、胫后动脉
● **脖颈**：颈动脉

有益的事
探索对人体

有害的事
探索对人体

人体不可思议的
那些事

探索老化之谜

人在发烧时需要冰敷也是基于这个原理。冰敷的作用不是给头降温，而是通过冷却颈部的血管，让降温后的血液流到全身从而降低体温。

从机体构造上来看，通过加热腕部和颈部的血液使体温上升的方式也行得通。因此，建议常备围巾、手套、袜子等物品用于防寒。

加热的部位

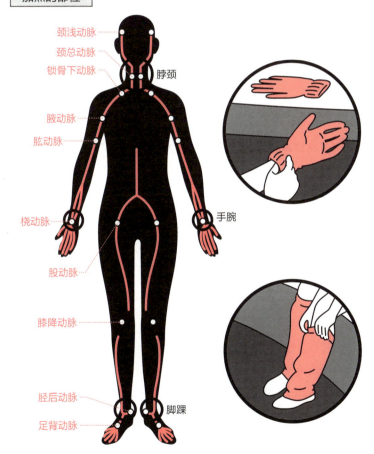

颈浅动脉
颈总动脉
锁骨下动脉 ———— 脖颈
腋动脉
肱动脉
桡动脉 ———— 手腕
股动脉
膝降动脉
胫后动脉
足背动脉 ———— 脚踝

靠近皮肤的动脉，有粗血管的部位是加热的重点部位。
手腕部位可以通过佩戴手套保暖，脚踝部位可以通过护脚保暖。

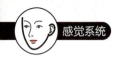

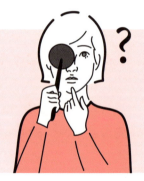

如何保护眼睛，
防止视力下降？

最近看不清远处的东西……
每天盯着手机和电脑画面眼睛很疲劳……
能否改善视力低下？

安全且有效地治疗近视的方法极少

我们在看物体时，眼睛就像向大脑运送情报的相机。晶状体就像相机的镜片，可以改变厚度对准焦距。调节晶状体厚度的是一种叫睫状体肌的肌肉，它通过收缩和舒张改变晶状体厚度，进行对焦。

晶状体从外界捕捉图像投射到视网膜上，对焦后形成可辨识的清晰影像。如果焦距没有对准，图像看起来就会很模糊。这就是患上近视或远视等后眼睛的屈光不正。

● 近视：可以看到近处的物体，远处物体较模糊
● 远视：近处和远处的物体都较模糊
● 散光：视线模糊，物体重影

近视问题备受全世界关注，它的产生受遗传和环境两方面的影响，与遗传、长时间近距离看东西及缺乏户外活动等有关。目前，还不确定过度使用手机和长时间沉迷于电子游戏是否会导致近视，不过长时间近距离看文字或显示器有导致近视加重的危险。

一旦成为近视，几乎没有办法恢复，就连激光手术也无法完全治疗近视。虽然激光手术后人可以不用戴框架眼镜或隐形眼镜，但依然需要持续诊断是否有视力下降或产生并发症的现象。

为改善视力，人们目前研发了各种治疗方式和营养补品等，但现阶段很少有能够安全且有效地改善视力的方法。目前确认相对安全且有效的方法包括：使用可以扩大瞳孔的点眼药，佩戴隐形眼镜使角膜形状发生改变，以及佩戴合适度数的近视眼镜等。

有益的事
探索对人体

有害的事
探索对人体

那些事
人体不可思议的

探索老化之谜

如何防止视力低下

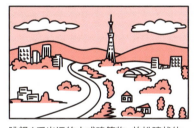

眺望1千米远的山或建筑物，放松睫状体。

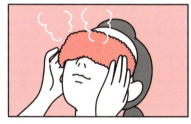

用热毛巾敷眼，促进眼周的血液循环，放松眼部肌肉（注意温度不宜过高）。

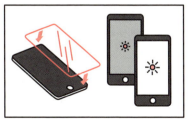

屏蔽手机画面发出的蓝光。在设备内设定或贴专用保护膜。

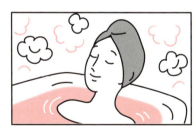

全身浸入温热的水中，放松肌肉改善全身血液循环。

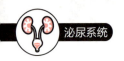

人体每天需要摄取多少水分？

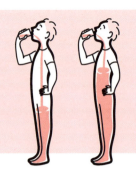

你是否听说过"每天摄取2L水有助于美容"这种说法？

人体实际所需的水分是多少呢？

饮用水的需求量约为每日1.2L

人体内的水分称为"体液"，成年男性的体液含量约占体重的60％，女性和高龄人士占体重的50％～55％。体液中大部分都是水，除了钠和钾等电解质外，还含有蛋白质和葡萄糖等。

体液有的会转化成尿或粪便，有的会变为呼出气体中的水蒸气或汗水，最终排出体外逐渐流失。体重60kg的人每天排出的体液可能多达2.5L！但是人体所需的水分会因性别和年龄不同而不同，同时会由于每天的运动量变化而改变，因此无法计算出精确数值。

为了维持身体机能，需要及时补充水分和电解质，维持体液量在恒定范围内。当体液流失导致患上脱水症时，机体就会出现无力、口渴、眩晕及作呕等各种各样的症状。

日本厚生劳动省建议的水分摄取量约为每日2.5L，相当于5瓶500mL瓶子盛装的水量，这些水分不必完全通过喝水摄取。食物中含有的水分以及机体新陈代谢过程中产生的代谢水也可作为水分补给。代谢水指的是从营养元素中抽取能量时产生的水分，每日产量约

300mL。加上食物中含有的水分1L，我们实际上每天通过喝水摄取的水分为1.2L左右。

但是一口气喝下这么多水很困难。因此，为了更便捷地在日常生活中摄取足量水分，我们可以分别在早晨起床后、饭后、吃零食后及睡前等时间段定时喝水。

饮用某些饮料可以很好地为人体补充水分，如可以补充电解质能量的口服补水液或运动饮料。但是运动饮料中糖分较多，需要控制饮用量。另外，牛奶和果汁中的热量和糖分含量也很高，应尽量避免过量饮用。咖啡和红茶等咖啡因含量大的饮料有利尿作用，会促进水分流失，饮用过度还会引起头痛、心率加快、失眠等症状，建议有节制地饮用。

摄入水分过多也有可能破坏电解质平衡，人体出现头痛或作呕等现象。

另外，饮酒后人体内调整尿量的抗利尿激素的分泌量会减少，产生利尿作用。人体在饮酒时比平时更容易进入脱水状态，需要及时补充水分。

有益的事
探索对人体

有害的事
探索对人体

人体不可思议的那些事

探索老化之谜

适用于补水的饮料

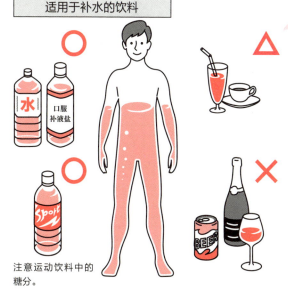

注意运动饮料中的糖分。

人体60%由水组成，且每日所需的水分约2.5L。进食1L，体内代谢产生0.3L，其余的1.2L需要通过喝水摄取。

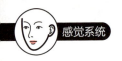

皮肤被晒伤后
为什么会
脱皮?

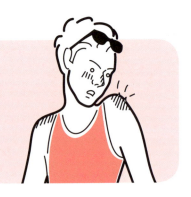

长时间被太阳直射后,
第二天脸部、手腕和背部的皮肤会干裂脱落。
那么,皮肤被晒伤后会产生怎样的变化?

晒伤相当于轻微烫伤

　　适当进行日光浴可以帮助人体合成维生素D及重置生物钟等,是对人体有益的行为,但是如果日晒过度就会产生问题。例如,皮肤在被阳光中的紫外线过度照射时,会引发炎症,即晒伤。晒伤在医学用语中被称为日光性皮炎,容易发生在脸和脖子、肩膀、手腕、脚、背部等容易暴露在阳光下的部位上,夏天进行游泳或烧烤野餐等活动时经常发生,冬天滑雪或登山时也容易被晒伤。

　　皮肤本身具有防紫外线的功能,这个功能源于一种叫作黑色素的物质。被紫外线照射后皮肤会产生大量的黑色素,所以皮肤被晒伤后会变红或变黑。

　　根据不同体质,有人容易被晒伤,也有人不容易被晒伤,有研究显示,体内黑色素越少的人对紫外线越敏感。如果黑色素未能及时抵御紫外线的照射,皮肤表面的组织就会死亡。于是,在新皮肤的生长过程中,旧皮肤会层层脱落,这就是晒伤后脱皮的原理。切记! 自己不要把快脱落的皮肤剥下来。因为皮肤受损了,所以最好等它自然脱落。

皮肤因晒伤而火辣辣地疼时，最有效的止疼方式是冷却。用流水或裹了干冰的毛巾敷在晒伤表面可防止伤口恶化。皮肤出现大面积泛红区域，或是皮肤开绽甚至看得到皮下组织的情况下，需要及时到医院就诊。

紫外线不仅会引起皮肤晒伤，还会造成出现皱纹、斑纹、干裂等问题，甚至有可能增加患皮肤癌的概率。因此，日常外出时要尽量穿防紫外线的衣服或使用防晒霜等来屏蔽紫外线。

日光沙龙的照射治疗仪使用的是对人体无害的长波紫外线（UV-A），不含对人体有害的中波紫外线（UV-B）。但是被长波紫外线过度照射也有可能引起红斑或水肿等不良反应，需要谨慎对待。

各种各样的防晒措施

- 穿长衣/长裤
- 戴帽檐较长的帽子
- 戴墨镜
- 撑遮阳伞
- 戴手套
- 戴丝巾/套袖
- 穿不透光素材的衣服
- 涂抹防晒霜

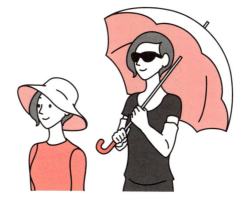

- 外出前30分涂抹
- 选择防水防晒霜
- 流汗后每隔2~3小时重新涂抹一次
- 确认SPF值（防中波紫外线程度）

【 以下症状需到医院就诊 】

出现大面积红肿	皮肤开绽并能看到皮下组织
出现水肿	发高烧

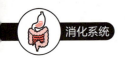

各种各样的营养元素对身体有着怎样的影响？

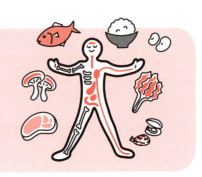

人们常说"保持营养均衡很重要"，
但如何均衡地摄入营养元素呢？
营养元素对机体有着怎样的影响呢？

维持生命活动所需的必要物质

我们摄入食物并消化后，依靠所得的能量维持日常生活。整个过程叫作"营养"，食物中含有的可以进行"营养"的物质就是营养元素。

营养元素被人体吸收后主要有以下3个作用。

❶ 成为人体活动的能量源。

❷ 组成肌肉、血液和骨头等。

❸ 调节人体机能。

碳水化合物（糖）、蛋白质、脂肪被称为组成人体能量源的三大营养元素。加上调节人体机能的维生素和矿物质（这些被称为无机质），也称为五大营养元素。食物纤维虽然未包含在五大营养元素之内，但也是维持人体健康的重要成分。它们是食物中不能被人体消化酵消化的成分，主要功能是调整肠道功能，以及调节碳水化合物和脂肪的吸收。

营养元素各司其职，为我们的生命活动保驾护航。良好的饮食习惯可以更好地维持健康，相反，饮食习惯紊乱会对机体产生危害。只吃肉或油炸食品而不吃蔬菜属于偏食行为，会引发高血压或糖尿病等生活方式疾病。而不摄入碳水化合物的减肥方式会引起注意力低下或低血糖等症状。

需要注意的是，营养元素并非多多益善。日常生活中经常出现只要某名人说"为了瘦下来要多吃某某"，第二天超市里该食物就会被抢购一空的例子。这样做可以理解，但如果只食用特定的食物和营养元素有时也会起反作用。

在不知道正确的食物和食用量的情况下，建议参考由厚生劳动省和农林水产省发布的《膳食平衡指南》。这个指南可以帮助我们获得更健康的饮食习惯。

人体所需的五大营养元素

保持五大营养元素均衡很重要。

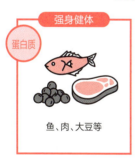

强身健体

蛋白质

鱼、肉、大豆等

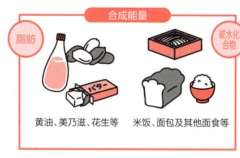

合成能量

脂肪

黄油、美乃滋、花生等

碳水化合物

米饭、面包及其他面食等

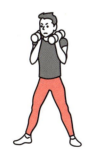

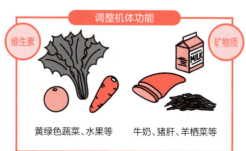

调整机体功能

维生素

黄绿色蔬菜、水果等

矿物质

牛奶、猪肝、羊栖菜等

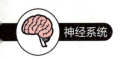
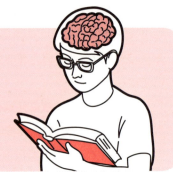

大脑褶皱越多的人
越聪明吗？

"学习可以增加大脑褶皱使人变得更聪明。"
"天才科学家的大脑上全是褶皱。"
……这些是真的吗？

大脑褶皱与智商的关系未被确认

　　大脑表面覆盖着控制语言和思维的大脑皮层。大脑表面可被观察到的褶皱存在于大脑皮质。有沟的部分叫脑沟，沟与沟之间隆起的部位叫大脑沟回，脑沟就是大脑褶皱的位置。

　　褶皱时浅时深，从上往下看的大脑正中央有一条纵向分布的深沟将大脑分成了左脑和右脑，从侧面看时的深沟又将大脑分为了额叶、顶叶、颞叶、枕叶（见p.23）。

　　大脑皮质上之所以有褶皱，是为了扩大表面积，即为了在有限的空间内设置神经细胞而产生了褶皱。一般情况下，大脑皮层在展开并抚平褶皱后的面积相当于一整张报纸的大小。

　　其实，"大脑褶皱越多的人越聪明"这种说法是否正确目前还未被确认。但是从大脑皮层的作用是控制语言和思维这点来看，大脑褶皱越多表面积就会越大，因此人就越聪明的逻辑是合理的。

　　另一方面，大脑的重量和聪明程度未必对等。普通人的大脑只开发了3%这种说法是否正确也未被证实。如果人的大脑真的只有3%的功能被使用了，那么便产生了一个疑问，即使不刻意增加大脑褶皱，只努力开发大脑剩下的97%不就可以提高智力了吗？当然，这只是一个假设性话题。

　　大脑是人类从未停止研究，却依然有诸多未解之谜的领域。也许随着科学的发展，终有一天，人们可以证明智商高低与褶皱多少紧密相关。

有益的事
探索对人体

有害的事
探索对人体

人体不可思议的那些事

探索老化之谜

智商和大脑褶皱的关系

大脑沟回
脑沟

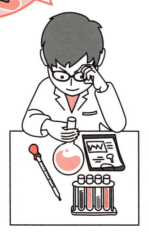

大脑褶皱指的是大脑皮屋中的脑沟。
褶皱越多，大脑皮层表面积就越大，所以可以认为人就越聪明吗？
但是智商和大脑褶皱的关系至今还未得到证实……

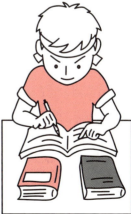

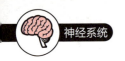

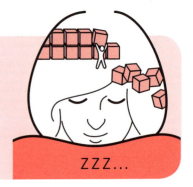

ZZZ...

人的记忆会在睡眠时间进行梳理整合，这是真的吗？

你是否听说过"不好好睡觉会使人变得健忘"这种说法？
这是什么原因呢？

人的记忆会在睡眠中被固化

　　人的记忆分为只能在脑内停留几分钟的短时记忆，以及可以长时间保存的长时记忆。通过视觉、听觉、触觉等感觉系统得到信息会作为事件或某些特定含义被聚集到大脑中一个叫海马体的部位，成为**短时记忆并暂时性保存。短时记忆被回想起的次数决定了它是否会被留在大脑里，抑或被逐渐遗忘**。海马体是记忆的司令塔，负责决定短时记忆的去留。

　　随时可能被遗忘的短时记忆具有不稳定性，但在反复使用的过程中会逐渐被认知为重要信息，并转化为稳定的长时记忆，称为"记忆固化"，睡眠对记忆固化有着重要作用。

　　学习后的睡眠有助于保持记忆，这是睡眠与记忆固化密切相关的一个例子。睡眠时有利于记忆固化，其原理与睡眠周期有很大关联。

　　人的睡眠状态分为快动眼睡眠和非快动眼睡眠，人体每隔90分钟就会切换这两种睡眠状态。快动眼睡眠（REM睡眠：Rapid Eye Movement）指的是眼球快速运动，也就是睡觉时眼球还在转动的状态。此时，身体虽然处于放松休憩的状态，但大脑的一部分依然在活跃地运作中。相反，非快动眼睡眠时，人体内除了维持生命所必需的脑干部分以外，其他部位都处于休息状态。两种状态都与记忆固化有关，但对学习后的记忆固化最重要的是快动眼睡眠。快动眼睡眠时海马体中会释放出一种叫作 θ（西塔）波的强力脑电波。科学家认为 θ 波对记忆固化有重要作用，在快动眼睡眠状态下海马体发挥作用，对一天的记忆进行筛选取舍。我们之所以会做梦，就是因为快动眼睡眠状态下大脑在对记忆进行整理。

想在睡眠时进行记忆固化需要有充足的睡眠时间，睡眠不足会使大脑中与语言、计算、记忆有关的机能下降。另外，几小时打盹儿形式的睡眠（或者有时只有五六分钟的睡眠）也会对保持记忆有所帮助。大脑和记忆的关联还有诸多其他解释，但都可以说明保证充足睡眠的重要性。

记忆整合的原理

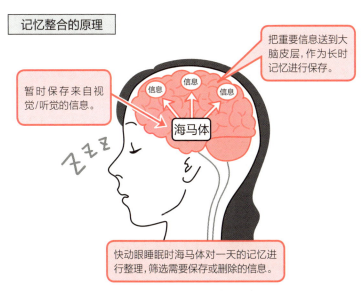

把重要信息送到大脑皮层，作为长时记忆进行保存。

暂时保存来自视觉/听觉的信息。

信息 信息 信息

海马体

快动眼睡眠时海马体对一天的记忆进行整理，筛选需要保存或删除的信息。

海马体位于大脑的中心，里面储存了来自外界的短时记忆。
睡眠时它对一天的记忆进行筛选取舍后留下长时记忆并保存。

有益的事 探索对人体

有害的事 探索对人体

那些事 人体不可思议的

探索老化之谜

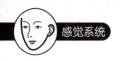

肢体接触对人体来说是必要的吗？

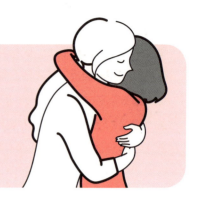

肢体接触是表达情感的方式之一，
能够神奇地给人带来幸福感。
这是为什么呢？

肢体上的触碰可以分泌幸福激素

　　肢体接触可以通过皮肤给予对方刺激。皮肤是人体表面积最大的器官，它具有捕捉来自外界的各种信息并传递给大脑的重要作用。因为来自皮肤的信息会给人的情绪带来很大的影响，所以也有人说皮肤有感情。

　　肢体接触之所以可以给人带来幸福感，是因为肢体接触可以产生催产素。催产素由垂体后叶分泌，因有增进人与人之间的情感以及产生爱情的作用，被人们称为"情感激素"。催产素是与女性生成母乳、收缩子宫、分娩和育儿相关的激素，男性体内也会分泌产生。但是男性体内一种叫睾酮的男性激素会削弱催产素的作用，所以需要比女性多2～3倍的肢体接触才能产生同女性相同的效果。

　　通过握手、搭肩膀、按摩等大约5分钟的肢体接触人体内就能够分泌催产素，但并非和所有接触对象都会产生反应。当被不信任的人触碰时并不会分泌催产素，反而会对人体造成压力。另外，如果是如夫妻等相互信赖关系的两人，即使只是互相注视或对话也会产生催产素。相关研究显示，不仅在人类之间，爱抚宠物也可以使主人和宠物都分泌催产素。

肢体接触可以带来幸福感的另一个原因是皮肤内有一种叫C类神经纤维的神经纤维。C类神经纤维会将触碰信息传递给大脑，**产生开心或不悦的情绪**，激活脑内的血清素神经，并分泌血清素。血清素被称为"幸福激素"，可以缓和心绪不宁或情绪低落症状，**同时有加强副交感神经功效，使人心情放松的作用**。

C类神经纤维多分布于脸部和腕部，它的特征是容易在触及柔软物体时分泌血清素，因此会对人类双手温柔按摩类型的动作起反应。

肢体接触和皮肤、大脑、激素等有很深的关联，能给人带来幸福感。因此，我们会想积极地与自己信赖的人进行肢体接触，从而加深感情。

分泌幸福激素

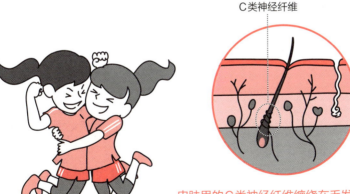

C类神经纤维

皮肤里的C类神经纤维缠绕在毛发根部上，
将触觉信息传递给大脑，使人产生开心或不悦的情绪。
通过肢体接触可加深感情。

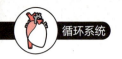

"血液顺滑如水"
是怎样的状态？

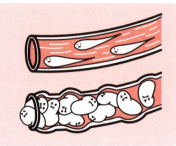

"血液顺滑如水"的状态被认为是健康的一种表现。
但血液难道不本该是顺滑流动的物质吗？

"血液顺滑如水"指的是血液在体内顺畅流动的状态

　　人体内的血液总重量约占成人体重的8%，从心脏搏出并在体内循环流动。健康状态下血液能够顺畅流动，但是因为某些特定原因导致血管堵塞血流不通畅时，就会成为心肌梗死或脑梗死等疾病的诱因，严重时甚至会危及生命。

　　人体健康状况下，能够顺畅流动的血液状态可以用"顺滑如水"形容。相反，无法顺畅流动的血液是"黏稠如粥"的。

　　造成血液流通不畅的原因之一是动脉硬化，指的是正常情况下本该具有弹性并顺滑的血管，因某种原因导致血管壁变厚变硬。年龄增长会引发动脉硬化，而吸烟或胆固醇升高、高血压、肥胖、运动不足会增加动脉硬化的患病率。

　　食用过多肉类或乳制品、蔬菜摄入量不足、暴饮暴食也容易诱发动脉硬化。要预防动脉硬化，重要的是改善饮食和运动等生活习惯。首先是戒烟和适量运动，其次，纳豆的主要成分纳豆激酶、醋和话梅中含有的谷氨酸、青皮红肉鱼中富含的DHA和EPA、红酒和绿茶中含有的石炭酸类物质等都对血液或血管健康管理有益。此外，具有强抗酸作用的番茄和洋葱、富有降血压作用钙质的鳄梨或菠菜以及含有大量可排出胆固醇食物纤维的红薯及西蓝花、牛蒡、羊栖菜等食物都有净化血液的作用。

除了动脉硬化，压力和脱水也会造成血液流通不顺畅。

另外，医院开具的所谓"净化血液的药"，作用是让血液不易凝固，以防止血液凝固成为血栓从而预防脑梗死再次发作。

探索对人体 有益的事

探索对人体 有害的事

人体不可思议的 那些事

探索老化之谜

改善生活习惯造就健康血管

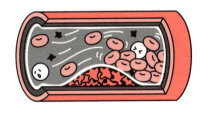 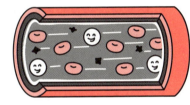

动脉硬化的血管 ➡ 健康的血管

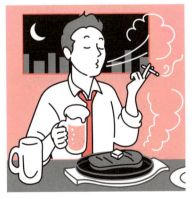 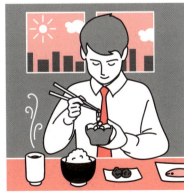

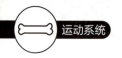

如何才能强健骨骼?

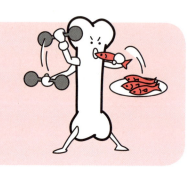

人类的身体由形状大小各异的骨头支撑。
怎么才能让骨骼永远保持强健呢?

强健骨骼的关键是运动、营养、日光浴

　　和细胞一样,骨头也在不断地重复着新陈代谢,"制造骨头(＝骨形成)"和"破坏骨头(＝骨吸收)"的平衡有可能决定骨头是会变得强韧还是会变得脆弱。

　　骨强度代表骨骼强韧度,由骨密度和骨质(骨头的构造和材质)决定,与骨折风险相关。骨形成的功能强于骨吸收的功能时,骨强度就会下降。骨强度降低时人容易骨折,这种状态就是骨质疏松症。强劲的骨头指的是有较高骨强度且不容易骨折的骨头。

　　人体处于生长期时的骨强度是最高的,随着年龄的增长强度会下降。特别是女性,在停经后雌性激素分泌急剧减少,骨吸收活跃使骨头变得脆弱。这就是高龄女性更容易患骨质疏松症的原因。

　　随着年龄增长想要保持骨骼强健,重要的是保持适当运动、摄取充足的营养、多进行日光浴。骨头具有可以通过运动施加阻力进行强化的特征。骨头上的阻力加大时,骨吸收会更活跃,骨密度上升且内部构造变得更强劲。

　　球类及有氧运动有益于为骨骼增加阻力，我们可以先从步行或慢跑等难度较低的运动开始。另外，要生成更强劲的骨头，作为原材料的营养元素必不可少。对构成骨头的钙质、促进钙吸收的维生素D以及帮助钙质进入骨头的维生素K等营养元素的吸收很重要。

　　维生素D除了可以通过进食摄取，还可以通过照射太阳光合成。最适合照射太阳光的时间受季节和天气以及皮肤的黑色素量影响，日本一般社团法人内分泌协会提倡"可以戴着帽子或撑遮阳伞，每天在阳光下给手脚沐浴30分钟到1小时的阳光即可实现强健骨骼的目的"。

探索对人体
有益的事

探索对人体
有害的事

人体不可思议的
那些事

探索老化之谜

强健骨骼的方法

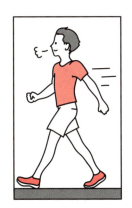

运动

适当进行步行等运动，给骨骼增加适当负担的同时也可以改善血液流通。

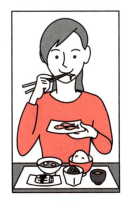

饮食

按时吃饭。除了钙质以外，还需要摄取金枪鱼和青花鱼等食物中含有的维生素D帮助钙质吸收，同时多摄取黄绿色蔬菜和海藻类食物中含有的维生素K以促进钙质进入骨头。

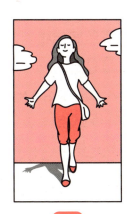

阳光

适度地进行日光浴可以增强维生素D活性。根据季节和环境调整日光浴时长（北海道和冲绳的日照情况不同）。

人一生走过的路程
可绕地球约3.3圈！

就像我们常听到的"以每天8000～10 000万步为目标多走路吧"，
步行是对健康有益的活动。
以保证每天步行量为基础，适量增加活动量可以预防诸多生活习惯
病。
人类通过生物进化从四足动物演变为二足动物。
人的一生要走很多的路。

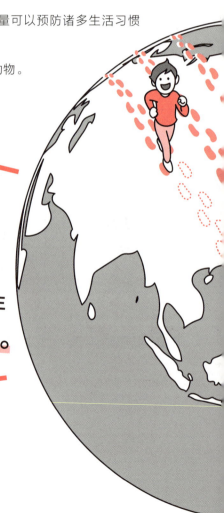

日本普通居民每日平均步数为
6400步。
按照人类寿命80岁来计算，
一生步行量相当于
6400步×365天×80年
= 186 880 000步。

假设每一步前进70cm，

186 880 000步 × 70cm

= 13 081 600 000cm

= 130 816km

地球一圈约40 000km，所以

$$130\ 816km ÷ 40\ 000km$$

$$= 3.27圈。$$

也就是说，

约相当于绕地球3.3圈。

开始

目的地

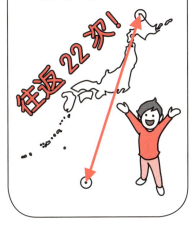

在此补充……

日本列岛从南到北的长度约3000km，也就是说，人一生走过的路程相当于从南到北往返日本列岛22次！

往返22次！

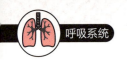

戴口罩可以提升肺活量吗？

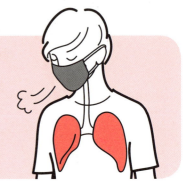

预防传染病或花粉过敏时我们会长时间佩戴口罩。
有时会感到呼吸困难，
但同时也能提升肺活量吗？

口罩的阻力可以锻炼呼吸肌吗？

戴口罩的目的主要是防花粉和灰尘、为喉咙保湿、预防传染病等。口罩的主要材质是一种叫无纺布的薄膜状布料，虽然轻薄且透气，但因为覆盖住了口鼻，所以还是会令人感觉呼吸困难。

有人认为长时间戴口罩，呼吸功能会得到提升，进而肺活量也能随之增加。

肺活量指的是从极限吸入到全部吐出的空气量。运动员的肺活量比一般人大，是因为前者用于呼吸的肋间肌和横膈膜等呼吸肌更发达。

运动时佩戴口罩的锻炼方式可以施加阻力从而锻炼呼吸肌，因此被使用至今。目前，市场上有销售主要目的就是锻炼呼吸肌的专业口罩。人们研究了调整空气的流通通道以及改变口罩材质等多种方式用来为呼吸肌增加阻力。

佩戴口罩锻炼可以提高运动的表现力。有研究表明，呼吸肌在受到阻力时可以提高呼吸效率。

实验使用的是医用外科口罩或可以调整空气阻力的训练用口罩。外科口罩通常是医疗专用，但在药店也可以购买得到。由于尚未进行大规模研究，所以还不能确定佩戴口罩是否能够真正地提升呼吸机能。也许有尝试价值，但需要多加小心。因为佩戴口罩时人的心率和呼吸频率会增加，也就意味着会给心脏和肺带来负担。并且在高温或湿气重的环境下佩戴口罩，容易使体内的热量无法散发，喉咙在加湿状态下感觉不到口渴，从而导致中暑。

运动员为了提升肺活量在训练时佩戴口罩在一定程度上是可取的。但是对于不需要将肺活量锻炼到极致的人来说，佩戴口罩这种方式弊大于利。

肺活量增加

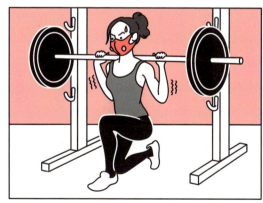

佩戴口罩进行锻炼的方式会给心脏和肺带来负担，
需要注意安全。

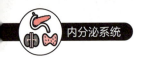

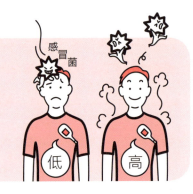

体温高的人不容易
感冒是真的吗？

体温有个体差异，
有的人正常体温为37℃，也有人正常体温为35℃。
正常体温的高低对健康有着怎样的影响呢？

自主神经破坏造成低体温会影响免疫功能

　　感冒在医学上被称为上呼吸道感染。其主要症状包括咳嗽、流鼻涕、鼻塞、咽喉痛等，有时也伴有发烧、头痛、四肢无力等症状。引起感冒的诸多原因中病毒占比最多，达80%～90%。除此之外，细菌、过敏等也会引起感冒。

　　咳嗽和喷嚏等飞沫中含有的病原体可以附着在气道黏膜上，通过呼吸道入侵体内后通过增殖使机体感染。然而，即便病原体进入体内也未必能够增殖。如果机体的免疫系统功能强过病原体的感染强度，就能够抑制病毒增殖从而阻止感染。也就是说，免疫系统对于预防感冒有着非常重要的作用。

　　图书和网络上关于体温对免疫系统的重要性有各种各样的解释，如体温下降时免疫力也会下降，体温高时免疫系统能够更活跃地工作等。但是，这些解释并非全都有科学依据。人们推崇勤洗手、多漱口等措施预防感冒，但通常不会考虑用提高体温的方式。

但这并不意味着体温的高低对患上感冒的概率毫无影响。当自主神经发生紊乱，导致体温偏低或身体受凉时，就容易感冒。如果负责调节体温的自主神经无法保持稳定，就会造成失眠或疲惫等症状，从而导致体力下降，变成易感冒体质。

因此，除了基本的预防措施以外，我们在生活中也要注意饮食，做到规律睡眠，多运动，养成良好的生活习惯，这样才能有效地预防感冒。

体温和自主神经的平衡

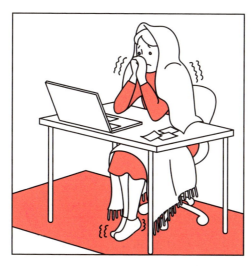

失眠和疲惫会引起自主神经紊乱，
使机体受寒或造成体温低下。

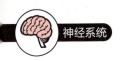

短睡者只需要短暂睡眠便可以精神百倍的原因是什么？

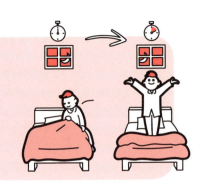

据说有一类人睡眠时间少于社会平均值，
每天只睡3小时仍能持续工作。
这些短睡者的机体构造究竟有什么特殊之处呢？

短睡者有可能只是在透支自己

每天的睡眠时间因人而异，睡眠不满6小时还能正常进行日常活动的人称为短睡者，据说5%～8%的日本人都是短睡者。

2018年国民营养健康调查中对于"最近一个月你每天的平均睡眠时间是多久？"这一问题，回答未满6小时的男性占比为36.1%，女性占比为39.6%。

如果能够用短暂的睡眠获取更多的日常活动时间，也许就能花更多的时间在工作或兴趣爱好上。但从医学角度上来看，睡眠不足会对机体造成各种各样的负面影响。长期睡眠不足容易引起注意力下降、易躁易怒等症状。受激素影响食欲增加，从而导致高血压、糖尿病、高血脂等生活方式病的患病率提高。

为了弥补缺失的睡眠时间，再次入睡时的睡眠时间会更长更深。这种具有借贷利息相似性质的状态被称为"睡眠透支"。长期睡眠透支会给机体带来很大的负担。

有人说短睡者可以通过反复练习练就成功，也有人说靠后天训练无法练成。有报告显示短睡与遗传因子的突变有关。认为自己是短睡者的人有可能只是在透支自己。

反之，想睡睡不着的情况也需多加留意，这有可能是一种叫作失眠症的睡眠障碍，需要到医疗机构进行就诊。

另外，睡眠时间超过10小时的人称为长睡者，这类人占日本人口的3%～9%。据说其他的80%～90%都是睡眠时间为6～10小时的高质量睡眠者。

3种类型的睡眠

短睡者	长睡者	高质量睡眠者
未满6小时	10小时以上	6～10小时
5%～8%的日本人	3%～9%的日本人	80%～90%的日本人

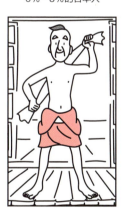 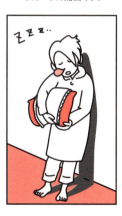 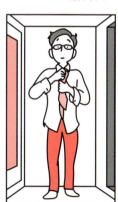

【造成失眠症的疾病】

传染病　　睡眠性呼吸暂停　　不安腿综合征

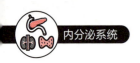

为什么晨起的日光浴对身体有益?

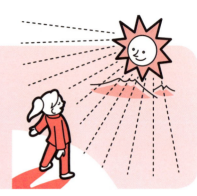

早上醒来时沐浴到朝阳可以使人神清气爽。
这只是心理作用吗?
日光浴对机体有哪些影响?

太阳光每24小时重新设置生物钟

　　人体的激素分泌和体温调节机能以24小时为周期循环变动,称为昼夜节律(Circadian Rhythms),也称为生物钟。

　　昼夜节律决定饮食和睡眠等活动的时间,因此为了保持健康,机体需要配合这些时间生活。不规律的生活作息或长期昼夜颠倒易引起身体不适就是因为没有配合昼夜节律。出国时的倒时差也和昼夜节律有关。

　　血清素和褪黑素是昼夜节律的两种核心激素。血清素由脑内的必需氨基酸——色氨酸组成,色氨酸无法在体内生成,所以需要通过进食摄取。大豆制品和奶酪等食品中含有大量色氨酸。另外,通过沐浴阳光也可以生成。褪黑素是白天生成色氨酸的原材料,来自大脑内的松果体。

　　这两种激素的共性是对光起反应。随着夜晚来临环境变暗后,机体会自动分泌褪黑素,使机体感到困意。到了早上照射到太阳光后,阳光照射视网膜抑制褪黑素的分泌,并生成色氨酸,机体逐渐苏醒,这就是太阳光照射使机体苏醒的原理。

　　另外，人体的昼夜节律通常不止24小时，太阳光的作用就是让它维持在24小时。因此，我们需要进行日光浴，将生物钟重置回24小时，使昼夜节律与地球的自转同步。关于晒日光浴的时间，一般来说早上6时—8时30分最有效，建议根据自身情况有意识地选择晒日光浴的时间。

　　白天阳光的照射量会影响色氨酸和褪黑素的生成，所以充足的日光浴对调节每日的生活节奏有重要作用。

　　外面天色变暗时睡觉，天亮时起床沐浴阳光，然后进行日常活动，这是从科学角度上看较为合理的生活节奏。

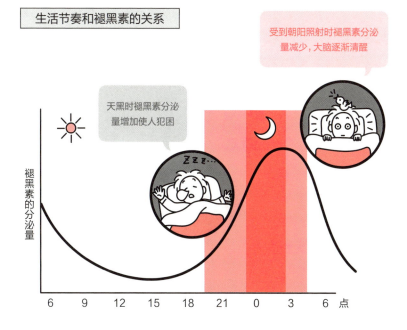

生活节奏和褪黑素的关系

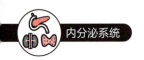
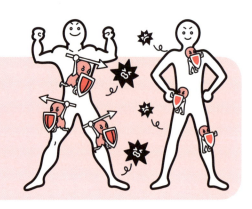

如何提高
免疫力？

为了预防传染病而需要提高免疫力，
具体方法是什么？

规律的作息能够让免疫系统功能更加稳定

　　人类机体具有保护身体不受病毒和细菌等病原体入侵的功能。从外界入侵的病原体会被识别为异物，并通过机体各部位功能进行排除。机体外层有皮肤和黏膜阻断异物入侵，即使病毒进入体内，也有白细胞、淋巴细胞和其他抗体自身的功能可以保护机体，这就是人体的免疫系统。

　　免疫系统受压力或年龄增长、作息不规律等因素影响，经常导致无法正常发挥功效。某些特定原因导致免疫系统功能下降时，机体和病原体对抗的能力变弱，也就更容易患上流感等疾病。因此，免疫系统的稳定运作对预防疾病有着重要的作用。

　　饮食习惯对免疫系统有很大的影响，这是因为约70%的免疫细胞都存在于肠道黏膜中。注重膳食均衡可以调节肠道内的细菌平衡，使免疫系统能够有效工作。推荐食用含有调整肠道内环境乳酸菌的酸奶、维生素C含量丰富的卷心菜和西蓝花、具有抗菌作用的大蒜和葱等。这些食物虽然有利于提高免疫力，但切忌食用过度。要考虑到营养均衡，吃各种各样的食物。

　　睡眠也和免疫功能有关。睡眠时间过短会导致自主神经系统紊乱，造成免疫功能下降。同样，压力过大也会破坏自主神经系统，因此需要适当放松排解压力。**适当的运动对于解压、改善睡眠质量以及维持免疫系统功能的稳定有很大帮助。**

　　免疫系统受多种因素影响，所以并非只要提高免疫能力就不再生病那么神奇。要维持免疫系统功能的稳定，重要的还是在日常生活中多注意合理安排饮食、睡眠和运动以及及时排解生活压力。

　　可以预防病原体入侵的生活习惯

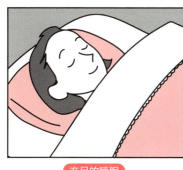

充足的睡眠

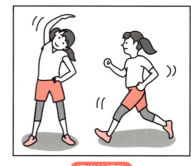

适当的运动

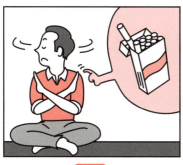

禁烟

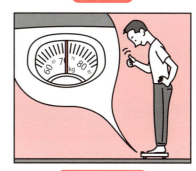

维持健康的体重

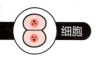

正确有效的洗手
方法是什么？

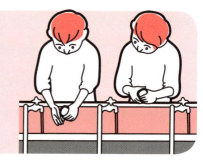

洗手对预防传染病有着重要作用。
那么，正确有效的洗手方法是什么呢？

用肥皂或洗手液洗15秒以上

洗手是防止细菌或病毒等病原体入侵的有效措施之一。

门把手、电车把手，以及电梯按钮等公共接触的地方附着许多病原体。手触摸到这些地方后再次接触口、鼻、眼睛时，病原体容易从黏膜进入人体。即使是免疫系统功能强劲不容易被感染的人也会受病原体数量和传染力度大小影响而最终感染。因此必须经常清洗手部，防止病原体进入体内。

洗手可以清除掉大量的病原体，所以对流感及新型冠状病毒感染等疾病有较好的预防效果。

正确的洗手方法是事先剪短指甲，并摘除手表或戒指等饰品。指甲长时手指无法完全洗净，戴着手表或戒指时也无法完全洗掉手上的脏物。建议使用肥皂或洗手液洗至少15秒以上。只用清水冲洗也有效果，但据有关研究显示，用手揉搓肥皂10秒然后用清水冲洗15秒，这个过程可以将病原体减少到十万分之一。清洗时需要注意容易忽视的指尖和拇指指缝、指间、手掌中的细纹等部位。洗完手后，要用干净的毛巾或面巾纸等仔细擦拭干净。长时间使用的毛巾上潮湿的部位容易有细菌增殖，需要经常更换。推荐使用可以保持清洁的一次性面巾纸。

　　外出回家后、做饭前后、吃饭前后等时间点频繁地洗手可以预防感染疾病。遇到无法马上洗手的情况时酒精也是有效的消毒方式。酒精对某些病原体（如诺如病毒）效果不明显，但对流感病毒或新型冠状病毒具有一定的效果。

　　需要注意的是，洗手次数过多或消毒过度会造成手部干燥破皮。因为病原体容易附着在干裂处或伤口上，所以需要及时涂抹护手霜保湿，破皮严重时需要到医院皮肤科进行检查。

洗手时容易遗漏的部位

■ 容易遗漏的部位
■ 较容易遗漏的部位

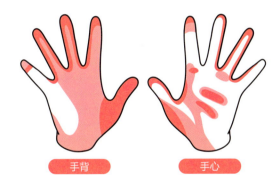

手背　　　手心

当我们以为自己已经把手洗干净时，
常会出现遗漏部位，
尤其是指间或掌心的褶皱部位需要着重清洗。

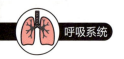
呼吸系统

今年又不幸得了流感……

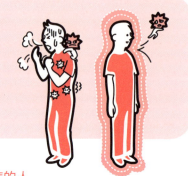

接种过疫苗但还是得流感的人，
没有注射疫苗但依然保持健康不生病的人，
两者有什么不同？

阻断传播路径，防止免疫系统功能下降

流感在每年冬季到春季时节频发。除了咳嗽或喉咙痛、流鼻涕等类似感冒的症状以外，流感通常还伴有发烧、身体发冷、关节疼痛等剧烈的全身症状。为了防止流感病毒蔓延，人们开始常备口罩进行防护，虽然使患流感的人数急剧地减少了，但极少数孩童的普通流感有时会恶化为脑流感，高龄人士则可能发展为肺炎等可怕重症。

流感大致分为A型、B型、C型。其中，A型和B型属于季节性流感，每年冬季频发。大多数人对这类流感已经有了基础免疫力，所以基本不会造成大面积传染。

另一方面，新型流感由过去的病毒完全变异后产生，对其具有免疫功能的人群很少，所以它的特征是蔓延速度极快。以每10～40年为周期出现，它的出现危害了许多人的健康，有时甚至会演变为危及生命安全的重大传染疾病。

流感病毒的主要传播途径有咳嗽、喷嚏、口水等飞沫传播，以及以带有病毒的物体为媒介的接触性传播。病毒通过这些传播途径进入体内后免疫系统与之对抗。免疫系统能力较大时病毒被消灭，免疫系统能力较弱时病毒会增殖引发传染病。日常作息不规律、偏食、睡眠不足等都有可能造成免疫系统功能衰退。

另外，流感的传播强度也受周围环境影响。空气干燥时呼吸道黏膜的防御能力会下降，病毒不易被消灭。此外，容易产生病毒交叉感染的人群或繁华街道也会大大提高感染的风险。因此，建议流感易得人群需要重新审视一下自己的生活习惯和生活环境。

流感高发期前接种疫苗是一种有效的预防措施。虽然无法完全抵御流感，但可以降低感染概率，即便感染也可以控制病情不恶化。特别是65岁以上的高龄人士或者婴幼儿及其他有慢性基础病人群尤其应该积极接种疫苗。

有益的事　探索对人体

有害的事　探索对人体

人体不可思议的　那些事

探索老化之谜

预防流感的方法

洗手	疫苗	口罩
回家后、做饭前后、吃饭前勤洗手	流感高发期前接种疫苗	佩戴无纺布制的口罩

饮食	睡眠	
养成良好的饮食规律，注重营养均衡	保证充足的睡眠	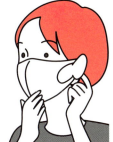

湿度	外出	
空气湿度在50%~60%时为佳	流感高发期时尽量远离人群或繁华街区	

探索对人体有害的事

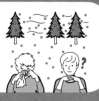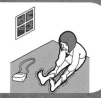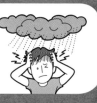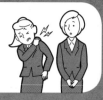

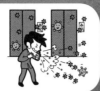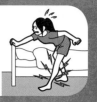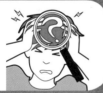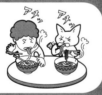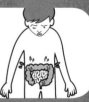

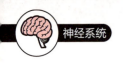

为什么会有天气痛？

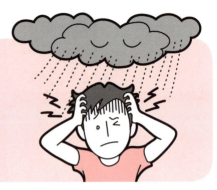

每当到了阴雨天，
头或关节就会痛……
这些身体不适是否真的和天气有关？

气温、空气湿度、气压变化引发疼痛

天气和机体疼痛的关系乍看之下犹如迷信，但其实这种说法是有医学依据的。发明"天气痛①"一词的是2005年在日本首个设立天气痛门诊的佐藤纯医生。佐藤纯医生指出，天气影响会造成慢性疼痛（头痛、肩膀痛、颈部痛、情绪低落、眼花等），并有可能恶化，日本国民中因天气痛而烦恼的人约有1000万以上。

"气象病"与天气痛词形相似，指的是哮喘或心脏病等因气象条件或季节变化所引起的频发或恶化性疾病，天气痛是气象病的一种。引起天气痛的主要原因包括季节变化给机体带来负担，以及交感神经受到刺激产生疼痛等。有的身体本身就患有其他慢性病或可能造成疼痛的症状，当天气变化时，这些病症受到了交感神经的影响，或直接刺激痛觉神经产生疼痛感，于是形成了天气痛。容易引起天气痛的疾病/症状包括偏头痛、肩膀痛、变形性关节炎、腰痛、荨麻疹等。

---

① 天气痛：指因天气变化而引起的身体各部位的疼痛或不适，是气象病的一种。

　　天气变化包括降水量、气温、风速、气压等发生变化，其中，气温、湿度、气压是造成疼痛的三个主要因素。据研究显示，机体感受到这些外界环境的变化时容易产生疼痛。

　　避免气温、湿度、气压的变化也许能预防疼痛，但在日常生活中通常难以控制。虽然气温和湿度可以通过使用加湿器或空调取暖设备调节，但气压的变化却并非可以简单操控。而且，飞机的起飞着陆、电梯移动、火车穿过隧道时等产生的气压变化随处可见。

　　要防止天气痛，重要的是感知天气的变化，并掌握控制疼痛的方法，或是对疼痛的病因着重治疗。具体的改善方法包括拉伸、按压穴位、改善生活习惯等，也可以通过内服止痛药或中药进行治疗。

　　有人认为天气痛在远古时期就存在，据说邪马台国的女王卑弥呼就是因为有偏头痛，所以能够感知到低气压，从而求雨成功的。

| 气象病的种类 |

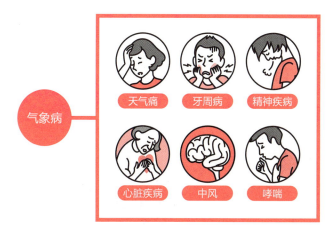

气象病有各种各样的类型，天气痛是其中之一，
主要由交感神经刺激而导致。

人一生的眨眼次数
有560 640 000次！

人每分钟会自然眨眼15~20次。
在受到光和异物刺激时也会不自觉地眨眼。
紧张和说谎时眨眼次数增加，
看书或看电脑及手机屏幕时减少。

假设人1分钟眨眼20次，
1天的活动时间是16小时，
20次 × 60分 × 16小时
=19 200次。
1年7 008 000次。
寿命80岁的总眨眼次数为
560 640 000次。

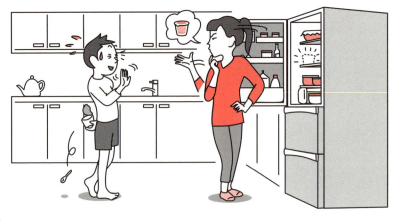

各种生物的眨眼频率是多少？

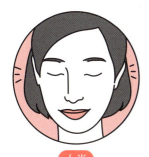

人类

15～20次/分钟

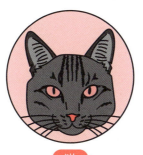

猫

约3次/分钟

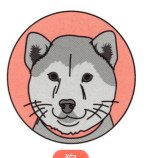

狗

约2次/分钟

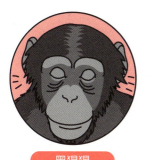

黑猩猩

约20次/分钟

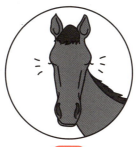

马

约26次/分钟

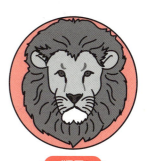

狮子

1次/分钟

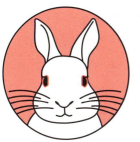

兔子

几乎不眨眼

此外……

鱼类生活在水中，没有眼皮，所以不会眨眼。

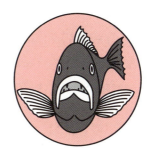

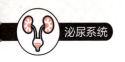

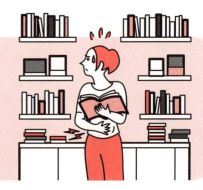

一进书店就想上厕所?

不知为何每次到了书店肚子就会咕咕叫……
也有直接冲进厕所的人吧?
书店里到底有什么东西能使人产生便意呢?

油墨和纸张的气味会刺激肠道

排便分为不受自我意志控制的条件反射性排便和凭自身意志排便两种。条件反射性排便是通过刺激囤积在直肠中的粪便产生的行为,而凭自身意志排便无法控制。

也就是说,在书店感到肚子痛有可能是在某些特定因素下身体形成的条件反射。

实际上,很早之前就已经有人对书店和厕所的关系进行过研究,这个现象以第一个提出它的女性名字命名,在日本称为"青木麻里子现象"。有本杂志刊登了来自青木麻里子这位女性读者的投稿,此后接连不断地有人表示自己也有相同的烦恼,于是,"一到书店就想上厕所"这种说法便流传开来(1985年)。后来发现,约25%的调查对象有过相同的经历。

之后,人们关于书店和厕所的关系有以下几种解说。

● 因为油墨中化学物质的气味刺激肠道
● 因为纸的气味和厕纸气味很像

- 人在寻找自己喜欢的书时会感到放松催生了便意
- 因为站着看书时人通常会低头朝下看，这个动作会激活肠道
- 找不到自己想要的书时大脑会产生压力进而刺激肠道

　　有人常常会误认为自己之所以会条件反射是因为受到了副交感神经作用影响，所以处在放松舒缓的环境中时容易萌生便意。但是在书店中是否能得到放松因人而异，所以这种解释无法适用于所有人。

　　无论是出于哪种原因，进书店前先如厕是有必要的。

一踏进书店……

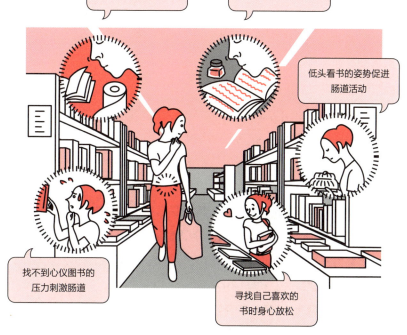

纸张的气味让人联想到厕纸

被油墨中化学物质的气味所刺激

低头看书的姿势促进肠道活动

找不到心仪图书的压力刺激肠道

寻找自己喜欢的书时身心放松

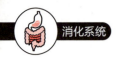
胆固醇偏高有什么危害?

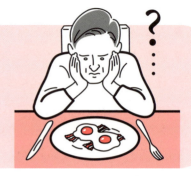

体检结果显示胆固醇水平偏高影响人体健康。
胆固醇偏高似乎危害人体健康,那么具体
表现在哪些方面呢?

坏胆固醇水平过高易导致动脉粥样硬化

胆固醇是体内脂肪的一种。可能很多人认为"胆固醇等于对身体有害",但实际上胆固醇对人体来说不可或缺。它遍布全身,是形成体内各种必要物质的重要组成成分,如包裹住细胞的细胞膜、促进消化的胆汁以及调节机体的激素等。

之所以说"胆固醇水平偏高"是坏事,是因为这与动脉硬化有关。血液将胆固醇输送到全身,但胆固醇不溶于血,所以运载胆固醇需要载体。这种载体有两种,分别为低密度脂蛋白胆固醇(LDL-C)和高密度脂蛋白胆固醇(HDL-C)。

其中,水平过高会造成健康问题的是低密度脂蛋白胆固醇,也被称为坏胆固醇。相反,高密度脂蛋白胆固醇可以有效防止疾病的发生,因此被称为好胆固醇。低密度脂蛋白胆固醇和高密度脂蛋白胆固醇水平过高或过低都会诱发动脉硬化。

动脉粥样硬化会导致血管腔变窄及血栓形成,是引发心肌梗死或脑梗死等重大疾病的主要原因,十分危险。胆固醇水平对于防止动脉硬化非常重要。胆固醇的标准水平可以用来作为诊断血脂异常症的基准。血脂异常症指的是血液中脂肪含量偏离标准值时的状态，空腹时血液中的低密度脂蛋白胆固醇数值超过140mg/dl属于高胆固醇血症（120~139mg/dl是高胆固醇血症临界值），高密度脂蛋白胆固醇未满40mg/dl属于低胆固醇血症。其他数值也可作为血脂异常症的诊断依据，而将胆固醇含量控制在上述数值范围内是降低动脉硬化风险的指标之一。

　　对人体来说，要保持正常的胆固醇水平，重要的是从日常生活中的饮食或运动等方面进行改善。发现胆固醇偏高时要认真听取医生建议，积极预防动脉硬化。

该吃和不该吃的食物

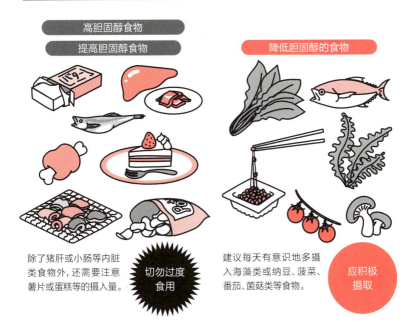

高胆固醇食物
提高胆固醇食物

降低胆固醇的食物

除了猪肝或小肠等内脏类食物外，还需要注意薯片或蛋糕等的摄入量。

切勿过度食用

建议每天有意识地多摄入海藻类或纳豆、菠菜、番茄、菌菇类等食物。

应积极摄取

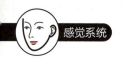

花粉过敏的人与普通人有什么不同？

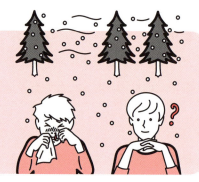

有人一到了花粉飞舞的季节就会感到鼻子发痒、眼睛肿胀，也有人丝毫不会受到影响。
这两种人的身体构造有什么不同呢？

无过敏史的人也有可能得花粉过敏症

花粉被吸入人体后产生的过敏反应叫作花粉过敏症。当花粉进入眼睛和鼻子后，眼鼻黏膜中的巨噬细胞会对其进行识别并将信息传递给T细胞。T细胞和B细胞接收到信息后由B细胞产生对抗花粉的抗体。

抗体生成后与眼鼻黏膜中的肥大细胞结合。当花粉再次入侵时，花粉抗原会附着在结合了肥大细胞的抗体上。于是肥大细胞产生过激反应后开始释放出组胺和白三烯等能够引起过敏症状的化学物质。花粉和抗体相遇并结合发生化学反应，从而产生打喷嚏、流鼻涕、眼睛痒或流眼泪等症状。

对花粉产生的过敏反应一部分是由遗传导致的。对花粉以外的物质有过敏反应的人，或者家庭成员里有过敏体质的人较容易患花粉过敏症。即便从来没有过敏史，如果进入能接触大量花粉的环境中时，体内也会产生许多抗体，进而有可能患花粉过敏症。

杉树或桧木、猪笼草、艾草等许多植物都会产生花粉（变应原）。

因为不同季节产生的花粉量不同，所以也就能够解释为什么春天是花粉过敏症状的高发期。此外，花粉也存在地域环境的差异，比如北海道杉树较少，所以由杉树产生的花粉就很少。

花粉过敏症的有效治疗方法包括滴眼药水或口服药等药物疗法，还有激光手术或向机体投入变应原等免疫疗法。除了在医院进行治疗外，用蒸汽仪为鼻子和喉咙保湿、清洗鼻腔、喝酸奶等民间疗法也能起到一定的作用。但是有些民间疗法的功效没有经过科学佐证，安全性参差不齐，需要充分了解后再作选择。

个人预防花粉过敏症时可采用的基本措施包括佩戴口罩或眼镜，尽量减少和花粉直接接触，在花粉多的时候尽量减少外出以及回家时拍掉身上的花粉不带入室内等。另外，避免抽烟伤害黏膜，健康的生活习惯也很重要。

预防花粉过敏的措施

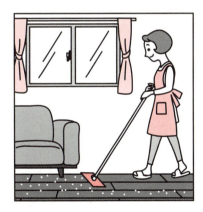

- 定期确认花粉相关信息
- 花粉多的时节尽量待在室内
- 关闭门窗
- 勤打扫

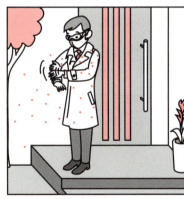

- 外出时佩戴口罩或眼镜
- 回家后在进家门前拍掉附着在衣服和头发上的花粉
- 避免穿绒面的外套等衣服

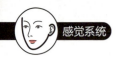

一到关键时刻总是汗如雨下（汗颜）

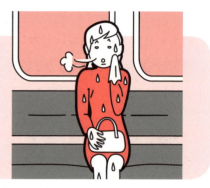

相信大部分人都有过在感到炎热或
紧张时汗如雨下的经历吧？
有没有可以防止不停出汗的方法呢？

容易出汗有可能是多汗症，需要治疗

汗指的是汗腺中产生的分泌物。身体通过分泌汗水降低体温，其中手脚部位的汗水还可以起到防滑的作用，是对人体来说不可或缺的存在。

汗腺分为两种，一种是分布于全身的小汗腺，另一种是集中在腋下或外阴等部位的大汗腺。小汗腺分泌的汗水主要由水分组成，与调节体温有关。大汗腺分泌的主要是脂质类汗水，是造成腋下或外阴等部位有酸臭味的主要原因，同时也具有吸引异性的激素作用。

在夏季，平时不运动的成年男性每天在静止状态下的出汗量为1～2L。人的出汗量会受到年龄、性别、环境等多种因素影响，所以无法一概而论。

人体的出汗方式可以分为两种，一种是由于体温或气温上升造成的温热性发汗，还有一种是由于惊吓、紧张、压力等原因引起的精神性发汗。

如果想要减少出汗量，可以通过物理方式降低体温或气温，或是尽量远离紧张或高压的环境。当然，有些情况无法避免，想要立竿见影时可以尝试一种利用身体机能的方法，称为"半侧发汗法"。这是一种神经反射，原理是通过压迫半边身体减少出汗量，使另一半边身体的出汗量增加。例如，按压腋下及以上部位可以使包括头和脸的上半身出汗量减少，腰及以下的出汗量增加。由于衣服产生的压迫感也能造成半侧身体发汗，束紧身体的和服腰带也能产生相同的效果。穿着紧身内衣或运动服使胸部和腋下产生压迫感，就可能抑制住容易被人看出来的上半身汗水。

如果出汗过多导致衣服上残留汗渍，或者出现与他人握手时可能会让对方心生反感等影响日常生活的问题时，需要考虑是否为多汗症。多汗症包括全身汗量偏多的全身性多汗症以及手掌、脚底、脸部、头部、腋下等特定部位出汗量异常多的局部性多汗症。其中，有些症状的诱因不明，有些症状会诱发其他疾病或外伤，不容忽视。治疗多汗症可通过**手术或内服药等方法**。

出汗量大不仅会对日常生活产生影响，患者本人也会因在意周围人的眼光而产生精神压力。多汗症的背后有时也潜藏着一些疾病，所以如果在为出汗量而烦恼，应考虑到医院就诊治疗。

探索有益对人体的事

探索有害对人体的事

人体不可思议的那些事

探索老化之谜

抑制出汗的方法

通过用绑带等物品系住腋下部分，就有可能抑制脸等上半身部位的出汗量。但下半身则会相应地增加出汗量，这是减少脸部周围出汗量的措施之一。

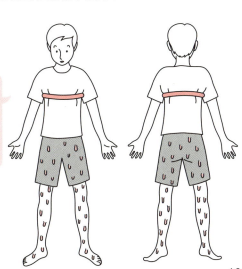

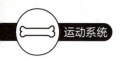

为什么到了傍晚鞋子就会变紧？

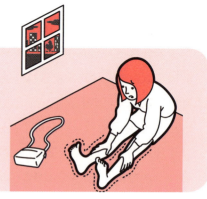

当一天的生活接近尾声，
回过神来却发现自己的脚硬邦邦的。
为什么会出现水肿现象呢？

因重力作用水肿容易聚集于下肢

人体内的水分主要存在于血管和细胞内，约占人体体重的60%。水分通过血管和细胞在体内移动从而保持机体内水分的平衡。

水肿是由于体内水分失衡而导致的现象。体内水分由于某种原因渗透到血管外，或者肢体末端的血液和淋巴的流动迟缓，细胞与细胞之间便会积存水分，进而形成水肿。

因重力作用水分向下走，所以水肿最容易出现在脚部。每天起床后随着一天的活动水分会慢慢向脚部堆积，所以到了傍晚就会逐渐感到脚部肿胀。经过睡眠，积存在脚部的体内水分得以疏散，水肿就会消失。

短时水肿人人都会遇到，其主要成因包括饮食不健康或血流不畅等。当人体摄取过多盐分或过度减肥时，容易造成体内水分失衡从而导致水肿。此外，长时间保持同一姿势，脚部肌肉力量减弱也会成为诱发血流不畅恶化进而造成水肿的原因。由于脚上的肌肉具有像水泵一样将血液泵回大脑的功能，所以当脚长时间静止，而且脚部肌肉很少时，就会造成血流不畅而产生水肿。肌肉量少的女性之所以容易出现水肿就是因为脚上的"水泵"功能较弱。除此之外，月经期间出现水肿也有可能是经前期综合征（ PMS ）的症状之一。

出现水肿后如果能够即刻恢复则属于正常现象，但也可能是一些疾病的信号。如果身体突然出现水肿且连续几天都没有消退，建议及时到医院就诊。

日常生活中可以通过减少盐分摄入预防水肿，同时，注意膳食均衡，适时活动肢体。另外，把脚放在椅子上，或者睡觉时垫个垫子把脚抬高等改变重力方向的方式也可以减轻症状。

浮肿的产生

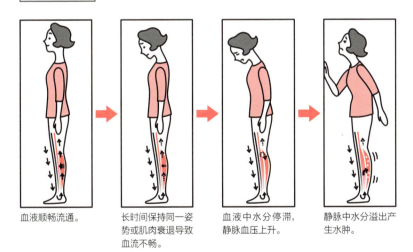

血液顺畅流通。

长时间保持同一姿势或肌肉衰退导致血流不畅。

血液中水分停滞，静脉血压上升。

静脉中水分溢出产生水肿。

【 引起水肿的疾病 】

肾硬变	肾功能不全	心功能不全
肝硬化	下肢静脉瘤	深部静脉血栓

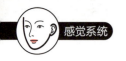

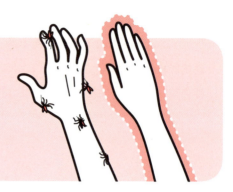

为什么只有自己被蚊子叮？

蚊子不知不觉地靠近，
悄无声息地吸走我们的血。
不同人被蚊子叮的概率会有所不同吗？

活泼、容易出汗、体温高的人需要注意

　　也许很多人认为蚊子只靠吸血生存，实际上蚊子的主食是花蜜和果汁。只有雌蚊才会吸食人类的血液，目的是吸收血液中的养分使卵巢活跃从而产卵。

　　雌蚊依靠触觉和腿、眼睛以及长长的嘴巴，以各种各样的事物作为标记神不知鬼不觉地接近目标。标记又叫引诱源，二氧化碳、热气、水分等就是典型的例子。除此之外，汗液、皮脂、气味也会吸引蚊子。也就是说，肢体活跃呼出二氧化碳量多的人、容易流汗的人、体温高的人更容易被蚊子叮。另外，与遗传也有些许关联。

　　有人认为 O 型血的人更容易被蚊子叮，这种说法目前还未得到科学证实。曾有人进行过实验，结果显示确实是 O 型血的人被叮的概率高，但吸引蚊子的主要因素还是体温、水分以及二氧化碳含量的可能性远超血型。其他实验结果显示，喝了啤酒后更容易被蚊子叮，脚是全身中最容易被蚊子叮的部位。

　　被蚊子叮后最严重的后果不是红肿和发痒，而是感染传染病。被携带病原体的蚊子叮后感染的疾病称为蚊媒介传染病，其中包括疟疾、乙型脑炎等症状加重时会致死的传染病。迄今为止已有很多人死于蚊媒介传染病，甚至可以说蚊子是世界上杀人最多的生物。

可保护自己远离蚊子的"魔掌"，最重要的是不被蚊子叮到。平时可多穿长衣长裤进行预防。另外，因为蚊子偏好暗色（较深的颜色），所以应尽量避免穿黑色的衣服。喷驱虫剂也可以有效驱蚊，但需要依照说明书正确使用。蚊子经常出现在水塘附近，远离水塘也不失为一种有效措施。

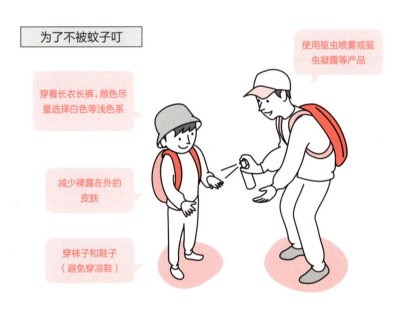

为了不被蚊子叮

使用驱虫喷雾或驱虫凝露等产品

穿着长衣长裤，颜色尽量选择白色等浅色系

减少裸露在外的皮肤

穿袜子和鞋子（避免穿凉鞋）

蚊子可能传播的疾病（蚊媒介传染病）

登革热	奇孔古尼亚病毒性疾病	寨卡病毒感染
乙型脑炎	西尼罗河热	黄热病
疟疾		

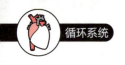

四肢无力是一种怎样的状态？

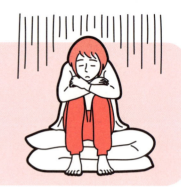

不知为何感到身体沉重，
提不起劲……
这种模糊的乏力感是从何而来的呢？

"四肢无力"分为两种

四肢无力的症状在医学上又被称为倦怠感，指的是感觉身体疲劳的现象。这种倦怠感有时会使人感到生活无趣，逐渐出现做任何事都提不起劲、注意力下降等各种症状，且有时持续几个月至几年不等。乏力、倦怠、疲劳等词语常用来表示同样的意思。

不同的人对于乏力感的理解方式不同，有些地区还会用"不得劲""身子沉"等具有地域风格的表达方式。奇怪的是，虽然多数人都有这样的经历，但却因为看不见摸不着而无法用语言准确传达出具体的症状。

四肢无力的状态与许多因素有关，并且分为暂时性的乏力感和另有起因的乏力感，需要注意。

长时间运动和工作导致的过劳会使运动功能和工作效率下降，产生犯困等来自机体的信号。收到信号后，机体的各个器官需要停止超负荷工作，防止过劳。出现信号时一定要注意休息。此时的乏力感叫作生理性疲劳，是靠休息和睡眠就可以恢复的机体自然反应。

相反，如果乏力感长时间不恢复，有可能是其他一些疾病导致的病理性疲劳。例如疼痛、贫血、传染病、肌肉力量低下、脱水、电解质异常（钠或钙质失衡）等疾病都有可能导致四肢无力。

另外，乏力感有时也是心理作用所致，适应性障碍、抑郁症等也属于会引起乏力感的疾病。乏力感还有可能是由一些严重的疾病引起的。如果是由一些特定原因导致的四肢无力，必须对症治疗。

两种疲劳模式

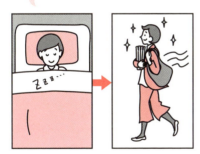

生理上的疲劳可以靠休息和睡眠恢复。

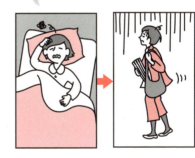

病理性疲劳即使充分休息和睡眠也无法消除……

【 长期四肢无力时可能患有的疾病和出现的症状 】

贫血	脱水	电解质异常
发烧	传染病	甲状腺功能低下
癌症	睡眠障碍	适应性障碍
抑郁症	慢性疲劳症	

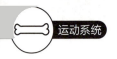

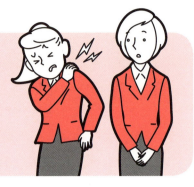

肩膀酸痛难忍
是因为长时间面对
电脑屏幕吗？

肩膀酸痛是很多人的烦恼。
如今长时间使用手机也成为导致肩膀酸痛的原因之一。
那么，为什么会肩膀酸痛呢？

肩膀酸痛是人类与重力对抗的宿命

据厚生劳动省国民生活基础调查（2016年）结果显示，机体因疾病或受伤所能感受到的症状中，肩膀酸痛在女性中排列第一，在男性中排列第二（第一是腰痛）。之所以会有如此之多深陷肩膀酸痛烦恼的人，其中一个原因是头的重量对于人类的肌体来说过于沉重。

肩膀酸痛的原因有时来自骨头和肌肉，有时来自心绞痛等内脏疾病，原因多种多样。日常生活中能引起肩膀酸痛的行为包括眼部劳累或长时间保持低头姿势以及心理压力等。如今，人们低头看手机的姿势也成了造成肩膀酸痛的原因。也许不受肩膀酸痛问题困扰的人，是日常生活中不涉及上述行为或压力积累的缘故吧。

如果可以确定造成肩膀酸痛的原因，也许就能够采取有效的治疗措施，但实际上很多酸痛原因都无法确定，此时可以使用缓解症状的对症治疗法，如湿敷、内服止痛药以及热敷肩颈等。

防止肩膀酸痛的方法包括避免长时间保持同一姿势、进行拉伸运动、贴暖宝宝及冲热水澡等。除此之外，还应改善不良的生活习惯，同时避免压力太大。

　　据说欧美人没有肩膀酸痛的概念，因为英语中"肩膀"一词的使用方法不同。英语中的肩膀"shoulder"指的只有肩头，而日语中的肩膀大多指从脖子到肩胛骨正中间部位。因此，即使欧美人和日本人同样受肩膀酸痛困扰，但因为前者不把这个部位称为肩膀，所以就没有肩膀酸痛的概念。

肩膀酸痛预防法

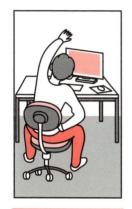
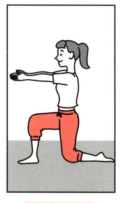
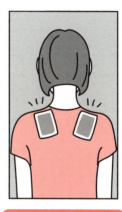

避免长时间保持同一姿势

上班族经常长时间保持同一姿势静坐。可以偶尔伸个懒腰或站立一会儿，或者变换一下姿势。

进行拉伸运动

拉抻锻炼平时不常用的部位，特别是颈部和肩膀周围，有助于改善血液循环。

贴暖宝宝或冲热水澡

身体受寒导致血流不畅时，可以在肩膀周围贴上暖宝宝或冲热水澡温暖肩膀。

【 引起肩膀酸痛的疾病 】

腰椎间盘突出	颈椎病	肩关节周围炎（四十肩、五十肩）
抑郁症	心绞痛	胆结石
胆囊炎		

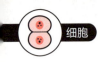
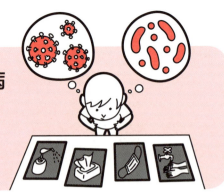

预防细菌和预防病毒有什么不同？

细菌和病毒是很多疾病产生的原因，
看不见摸不着的东西该如何预防？

不存在对所有传染病都有效的预防措施

　　细菌和病毒是可能引起各种传染性疾病的病原体，它们的结构和性质各不相同，并且种类繁多。

　　细菌是细小的微生物，它的特征是能独立增殖。细菌直径约1μm，病毒直径20~300nm。细菌属于微生物，而病毒是由蛋白亚单位（衣壳）和核酸组成的简单结构，不属于生物。

　　细菌存在于机体各处，但并非所有细菌都对机体有害。附着在皮肤和黏膜上的长居菌作为机体防御系统的一部分，只要数量不超过恒定范围就是有益的。如果长居菌数量超标，或从外界进入体内的细菌增殖时，就会引起结核、破伤风及感染性胃肠炎等疾病。抗生物质（抗菌剂）可以有效杀菌或预防细菌增殖。

　　病毒只有在生物的细胞中才能增殖。机体感染病毒后会引发疾病。抗生物质对病毒无效，感染后只能靠人类自身的免疫能力与之对抗。目前，虽然也有用于防止病毒感染或增殖的抗病毒药，但仅对一部分病毒有效。

不存在对所有传染病都有效的预防措施。例如，佩戴无纺布口罩可以在一定程度上降低病毒飞沫的吸入概率，但像肺结核分枝杆菌这样通过空气传染的超小型飞沫核则必须使用专用口罩才能达到预防效果。有些病原体能通过酒精消毒，有些则不能，例如诺如病毒。

选择预防传染病的措施时，首先要着眼于需要预防的病原体种类。传染病中，有从秋季到冬季高发的诺如病毒以及从冬季到初春易得的流感等，不同季节容易出现的病原体不同，需要根据具体情况采取对应的预防措施。此外，洗手、漱口、咳嗽时用手帕遮住口鼻等基本措施的重要性不分季节和场合。

细菌和病毒的区别

	细菌	病毒
大小	用光学显微镜可以观测到（直径约1μm）	只有电子显微镜才能看到（直径20～300nm）
结构	单细胞生物	不具备细胞结构
特征	独立进行细胞分裂增殖	无法独立增殖（在其他活细胞中增殖）
传染病的种类	肺炎、肺结核、破伤风、霍乱等	流感、水痘、麻疹、宫颈癌等
病原体的种类	肺炎球菌、肺结核分枝杆菌、破伤风菌、霍乱菌等	流感病毒、冠状病毒、诺如病毒等

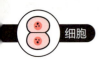

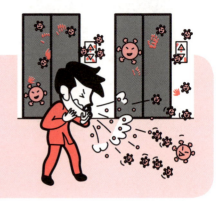

病毒如何入侵人体?

在关于病毒的新闻报道中经常提到
"飞沫传播"和"接触传播"。
两种传播方式有什么不同?

病毒主要通过3条路径入侵人体

　　病毒会引发各种疾病,主要从人体或物品等传染源向周遭扩散。病毒入侵人体时所经过的路线称为传播路径,大致分为飞沫传播、接触传播、空气传播(飞沫核传播)。大部分病毒进入人体的路径都是以上3条路径之一。

　　飞沫传播,主要是通过从人的口鼻及眼睛等部位吸入来自病毒宿主的带病毒飞沫(喷嚏、咳嗽、口水等)后感染。接触传播,主要通过直接接触病毒宿主的皮肤或黏膜,或是经由被污染的桌子或门把手,间接接触病毒后感染。如果在打喷嚏或咳嗽时用手遮挡,病毒就会附着在手上,此时用这只手触摸到的物品大概率会携带病毒。其他人的手碰过这些携带病毒的物品后再触摸口鼻时,病毒就会随黏膜入侵人体。空气传播,是飞沫在空气中失去水分后由微生物颗粒形成的飞沫核造成的感染。飞沫核以保持传染能力的状态飘浮在空中,被人体吸入后造成感染。

　　不同种类病原体的传播路径也不同。流感的传播路径主要是飞沫传播和接触传播，诺如病毒主要通过接触传播进入人体。通过空气传播的病毒包括麻疹病毒（荨麻疹）、水痘或带状疱疹病毒（水痘）等。

免疫功能低下的人群容易感染各种各样的传染病，感染后也容易恶化，所以需要在医疗机构进行彻底治疗。身体健康的人自然也需要预防感染。戴口罩、洗手和漱口可以预防飞沫传播，接触携带病原体的物品前先进行消毒或使用手套、塑料围裙等可以预防接触传播。

大家一起在日常生活中积极做好预防措施，共同预防病毒感染吧。

病毒的3个主要传播路径

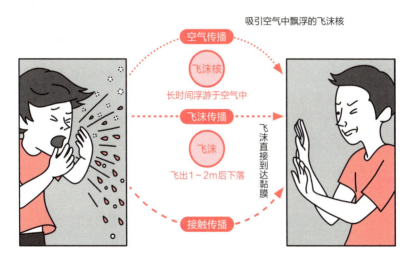

吸引空气中飘浮的飞沫核

空气传播

飞沫核

长时间浮游于空气中

飞沫传播

飞沫

飞出1～2m后下落

飞沫直接到达黏膜

接触传播

直接接触皮肤和黏膜，间接接触沾有病毒的桌子或门把手

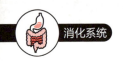
牙齿蛀虫指的是什么"虫"？

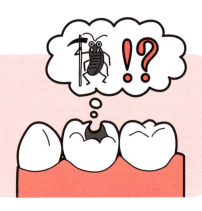

蛀牙总是突如其来地疼。
"牙齿蛀虫"真的如它的名字一样
是由"虫子"引起的吗？

古人认为是虫子在啃食牙齿

小到孩童大到成年人经常遇到的蛀牙问题,被认为是全世界患病人数最多的疾病。出现蛀牙的牙齿无法自行愈合,需要对蛀牙进行牙坑填充治疗,严重者需要对蛀虫部位进行拔牙治疗。

失去牙齿不仅会影响进食,还会出现吐舌困难的症状而造成沟通障碍,患者有时会因在意外表上的变化而影响日常生活。部分高龄人士掉牙后咀嚼和吞咽功能衰退,有时还会导致无法获取足够营养的不良后果。

这种可怕的疾病之所以被称为蛀牙,是因为以前人们认为是虫子在啃食牙齿。曾经有许多疾病都被认为是由虫子导致的。

实际上,蛀牙并不是由虫子而是由细菌引起的。这些细菌又被称作蛀牙菌,其中最具代表性的是变形链球菌。细菌进入口腔后生成的酸性物质会逐渐腐蚀牙齿,这个阶段叫作脱灰。脱灰后的牙齿通过唾液中的钙质和磷酸得以再次修复(再次石灰化)。未能完全修复的脱灰部分坏死后就形成了蛀牙。细菌生成酸性物质所需的原材料是食物或饮料中的糖分。甜食吃多了容易产生蛀牙就是源于这个原因。

　　用餐时吃甜点、无节制地喝果汁或甜咖啡等饮品会导致口腔内持续保持酸性状态，进而产生蛀牙，需要大家注意。在感冒高发季节人们常吃的喉糖其实也是导致蛀牙的原因之一。虽然喉糖对喉咙友好，但其成分对牙齿有害。酸性物质会被唾液中和，所以用餐规律可以降低患蛀牙的风险。蛀牙的产生是由牙齿本身的齿质、细菌和糖分这3个因素综合导致的。为了去除牙齿污垢和食物残渣，每天的刷牙是必不可少的。

有益的事
探索对人体

有害的事
探索对人体

人体不可思议的
那些事

探索老化之谜

牙齿开始被腐蚀的时间

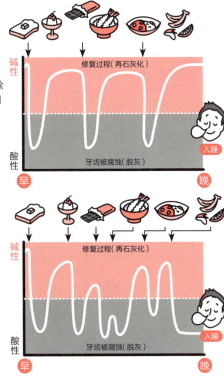

分泌唾液和刷牙可以去除糖质和酸性物质，减少口腔内酸性物质残留时间

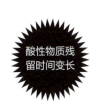

酸性物质残留时间变长

牙齿的寿命
比人的寿命短！

乳牙共有20颗。

6~12岁时乳牙逐渐脱落换生恒牙。

上颌的乳牙脱落时期如下：

A. 7岁半

B. 8岁

C. 10岁半

D. 10岁半

E. 11岁半

下颌的乳牙脱落时期如下：

A. 6岁

B. 7岁

C. 9岁半

D. 10岁

E. 11岁

* 数据上会出现个体差异。

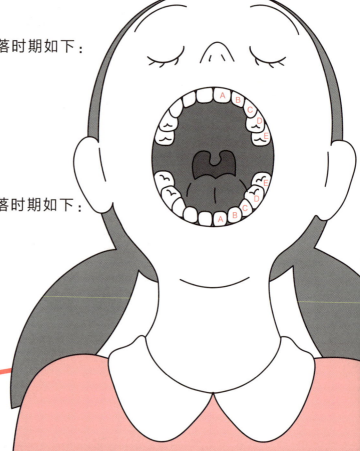

牙齿的作用不仅是咬东西，还有品尝味道、说话交流等多个功能。

随着年龄的增长，牙齿数量会逐渐变少。

牙齿的寿命为50~60年。

由于牙齿的寿命比人的寿命短，所以即便经过精心打理，

牙齿数量依然会逐渐减少。

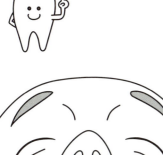

恒牙的数量

算上智齿

共32颗。

过了75岁以后，
牙齿数量约减少到
原有总量的一半，
留有20颗以上牙齿
的人仅占46%。

要在不镶牙的情况下
品尝美味的三餐，据
说至少需要18颗牙
齿才能实现。

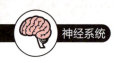
为什么会持续头痛？

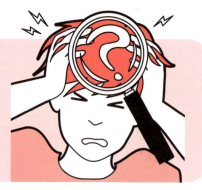

头痛严重时人的情绪会低落，丧失动力。
长期头痛的人和普通人的机理有什么不同？

持续头痛人群通常是一次性头痛

头痛常在感冒或宿醉等不起眼的契机下产生，这种经历几乎每个人都有过。但这类头痛通常很快就能恢复，而有一类人群则会长期持续或频繁出现头痛现象，这类人被称为长期头痛者。

头痛大致分为两类：一种是继发性头痛，属于特定疾病的症状之一；一种是原发性头痛，这种头痛没有其他疾病因素。继发性头痛产生的原因多种多样，有时是某种重大疾病的信号，需要人们警惕。例如，硬膜下出血、脑膜炎、脑瘤等可能危及性命的疾病，需要即刻进行治疗。

原发性头痛的病症就是头痛本身，不存在其他引起头痛的疾病，即所谓的持续头痛人士的头痛。

原发性头痛被分成几类，主要包括偏头痛、紧张性头痛和丛集性头痛。其中，最常见的是偏头痛和紧张性头痛，有时这两种头痛还会同时发生。原发性头痛虽然不会造成需要紧急治疗的情况，但持续的疼痛会给人们的日常生活带来影响。也许有人会觉得"只不过是有点儿头痛"而轻视它，但目前医院开设了单独的头痛门诊，说明头痛需要进行准确的诊断和治疗。

压力过大、过度疲劳、女性月经期等也会成为引起原发性头痛的原因。此外,还有来自机体外界的**气压或气温的变化、过量的咖啡因、酒精或香烟等**也是引起头痛的重要原因。日常生活中入浴、性生活等意料之外的行为有时也会引起头痛。引起头痛或使头痛加剧的原因潜藏在生活中的各个细节中。

原发性头疼的种类

偏头痛	● 大多发生在大脑左右两侧中的一侧 ● 随着心跳一阵一阵地刺痛 ● 多数持续几小时或几天,发生频率因人而异 ● 有时伴随恶心或呕吐 ● 有时会造成患者对光线和声音感到敏感	
紧张性头痛	● 两侧同时发生 ● 类似大脑被挤压的疼痛感 ● 多数时疼痛感逐渐加强,再逐渐减退 ● 持续几小时到几天 ● 大部分情况下可以忍受,严重时需要卧床休息	
丛集性头痛	● 出现在单侧眼睛周围或太阳穴附近 ● 无法静坐程度的疼痛 ● 几乎每天都会短时间发作 ● 一年中1~2个月内持续发作,其他时期完全不发作 ● 有时会同时流眼泪和淌鼻涕	

【 引起继发性头痛的疾病 】

硬膜下出血	脑瘤	脑膜炎
青光眼	副鼻腔炎	睡眠性呼吸暂停综合征
抑郁症	高血压	脑梗/脑出血

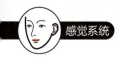

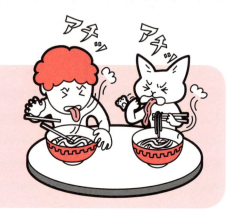

如何治疗
猫舌?

吃不了热腾腾的东西,
如果强行吃了的话会被烫伤……
有没有能够治疗这种猫舌症状的方法呢?

产生猫舌[①]的原因在于舌头的使用方法

料理的温度是味觉判断的重要因素。就像温热的食物更能突出甜味一样,温度有时会影响食物的美味程度。对于温度的喜好因人而异,有人喜欢热腾腾的食物,也有人喜欢温度适中的食物。与个人喜好无关,就是不能吃高温食物的人就是所谓的猫舌。有猫舌的人由于对温度比较敏感,所以必须将食物或饮料冷却到适宜的温度后才能送入口中。

没有猫舌的人即使吃了热腾腾的关东煮或者拉面,或是喝了刚泡好的咖啡等热饮时都不会有事。人们之间对温度的反应之所以如此大相径庭,是因为有猫舌的人和没有猫舌的人在舌头的使用方式上有差别。

有猫舌的人在高温食物入口时无法正常使用舌头。舌头表面或口腔里存在高温耐受部位和较脆弱部位,脆弱部位较为敏感,当接触到

---

① "猫舌"源自日语,读ねこじた(nekojita)。据说猫的舌头极为敏感,天生就很怕烫,所以就把这种体质称为"猫舌"。

热腾腾的食物时反应强烈。相反，没有猫舌的人能够灵活地使用舌头，用高温耐受部位接触食物和饮品。

不能正常使用舌头与遗传和体质无关，而是因为幼儿时期很少食用高温的食物或饮品，舌苔没有机会得到锻炼。因此，猫舌也有可能通过后天锻炼得到改善。

此外，当食物的温度超过一定程度时，人体会感受到疼痛。这种感知能力对防止机体不被烫伤有着重要的作用。

有猫舌的人经常会为吃饭速度慢、吃不了刚出炉的食物等原因感到苦恼，但这种现象或许可以通过锻炼舌头的使用方法进行改善。

探索有益的事对人体

探索有害的事对人体

人体那些不可思议的事

探索老化之谜

不容易被烫到的舌头使用方法

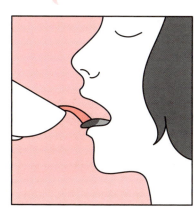

有猫舌的人
把对温度较敏感的舌尖伸出，
然后放入食物。

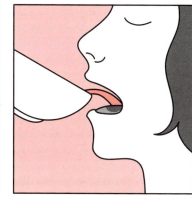

没有猫舌的人
把舌尖藏在下排牙齿里侧，
尽量不触碰高温食物。

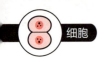
头发稀疏或容易长白发的人，有什么不同？

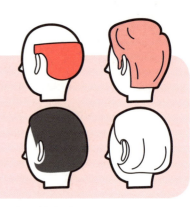

头发稀疏的人、即使上了年纪头发依然乌黑茂密的人，
以及年轻时就长白发的人，
他们有什么不同？

有遗传、激素、压力等多种原因

头顶发量减少暴露出底层皮肤的状态称为发量稀疏，发量稀疏有几种症状，成因各不相同。

男性头发稀疏大多是由于脂溢性脱发（雄性激素源性脱发）引起的，特征是从发根或头顶部开始脱发。有分析称这类脱发是受遗传因素和雄性激素影响的，雄性激素能使毛发生长周期变短，毛发还未完全长成时就会脱落，从而导致脱发。

睾酮是构成男性体征的激素，在 5α-还原酶的酵素作用下变为双氢睾酮，这种酮是引起脂溢性脱发的主要原因。双氢睾酮会进入毛母细胞，使头顶前端和头顶部的毛发生长受阻。通常，脂溢性脱发被认为是脱发部位的头皮含有大量双氢睾酮所致。

女性头发稀疏的常见原因是弥漫性脱发，特征是头部整体发量逐渐稀疏，自己能够时常察觉到头发分路明显。造成这种现象的原因包括随着年龄增长女性体内雌性激素减少、压力大、减肥、头发护理方式错误、贫血等多种多样。

　　另外，头皮处血液循环不良或皮脂量分泌异常也会导致发量稀疏。症状及其原因复杂多样，因此发量稀疏人士和普通人的区别很难一概而论。

　　另一方面，白发的形成是由于生成头发颜色的黑色素不足。毛发本身没有颜色，用来"着色"的黑色素不足可导致色素脱失，因此形成了白发。生成黑色素的是靠近毛发生长部位的黑色素细胞。因黑色素细胞减少或功能下降而无法生成黑色素时，便产生了白发。造成这种现象的原因包括遗传因素、细胞老化、压力大、营养不足、贫血等。

　　发量稀疏和白发的原因不止一种，同时也受遗传、身体状况、生活习惯等因素的影响。

探索对人体　有益的事

探索对人体　有害的事

人体不可思议的　那些事

探索老化之谜

产生白发的原理

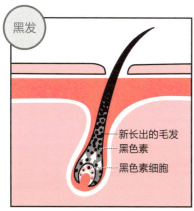

黑发

———— 新长出的毛发
———— 黑色素
———— 黑色素细胞

有黑色素

黑色素细胞生成黑色素，并储存于毛发中。

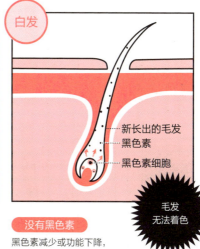

白发

———— 新长出的毛发
———— 黑色素
———— 黑色素细胞

毛发无法着色

没有黑色素

黑色素减少或功能下降，形成白发。

人如果一生不剪头发，
其总长度约可达10m！

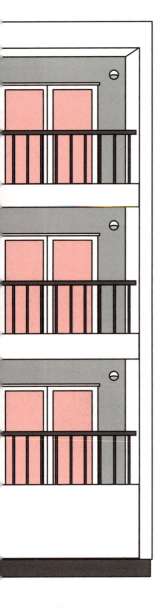

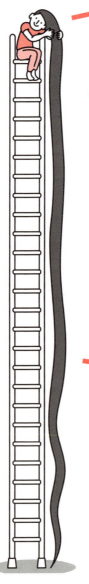

人的头发每天生长

0.3～0.4mm，

1年约生长12cm。

如果一生不剪头发，
任其持续生长的话，
到80岁为止，

就有**9.6m长**。

相当于3层楼房的高度。

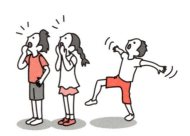

头发具有在炎热、寒冷、紫外线强的环境中保护头皮的作用。

即使是长头发，从出生开始一次都没剪过的人几乎没有吧。

截至目前，被吉尼斯世界纪录所认定的最长头发长度为5.62m。

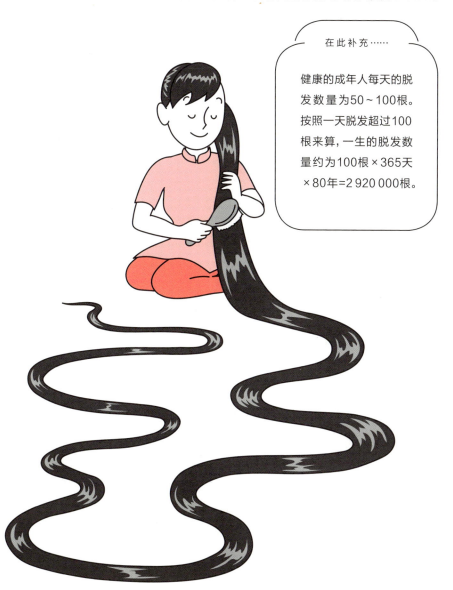

在此补充……

健康的成年人每天的脱发数量为50~100根。按照一天脱发超过100根来算，一生的脱发数量约为100根×365天×80年=2 920 000根。

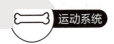

为什么会突然腿脚抽筋？

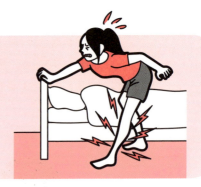

运动或睡眠中突然产生的不明疼痛感，
会导致身体无法动弹的"腿脚抽筋"症状，
这是一种什么现象？

腿脚抽筋的始作俑者是肌肉的收缩

腿脚抽筋时，你是否会感到剧烈疼痛，甚至无法正常活动？我们的小腿肚上有一种膨隆的肌肉叫作腓肠肌，这种肌肉会在无意识的情况下猛力收缩，同时伴随剧烈疼痛导致肢体无法动弹。这种情况在医学上被称为痛性肌痉挛。在大腿、背部和手腕处也经常发生，腓肠肌上产生这种情况时就叫抽筋。

腿脚抽筋是由称为腱梭的肌肉张力感受器导致的，分布于肌肉和肌腱的连接处，控制肌肉的收缩。当某些原因导致腱梭不能正常工作时，肌肉就会出现收缩异常从而导致抽筋。也就是说，抽筋是腱梭工作异常导致的。

生活中导致抽筋的原因包括电解质不足（主要为钾、钙、钠、镁等矿物质）、肌肉疲劳、腿部血液循环不良等。另外，运动或熟睡时也容易出现抽筋症状。慢跑、足球、网球等经常需要使用小腿肚的运动较容易导致抽筋发生。

睡觉时腿脚抽筋的原因主要包括由睡眠导致的腱梭功能衰退、脚趾被被子盖住后使脚掌拉直、脚部寒冷血流不通等。另外，糖尿病或下肢静脉瘤等疾病也会导致腿脚抽筋。

　　腿脚突然抽筋时，建议首先伸展膝盖里侧部位，这样可以使僵硬紧绷状态的小腹肌肉得到放松，促进血液流通，使肌肉能够正常地收缩和舒张。日常生活中可以采取的预防措施包括保证水分和矿物质的补给、拉伸和按摩腿部、进行适当运动等。频繁出现抽筋现象时还可以通过服用药物进行预防。这类药物可以在药店里购买，需要时向药剂师咨询。

　　在平时生活中注意预防的同时，也要掌握紧急情况时的应对措施哦。

腿脚抽筋时的处理方法

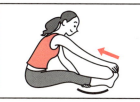

握住脚尖向自己身体方向拉，让跟腱、小腿肚、膝盖内侧伸展。

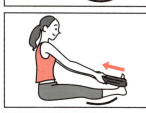

用毛巾套住脚尖，抓住两头向身体方向拉，让膝盖内侧伸展。

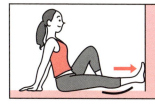

用脚底贴紧墙壁，缓慢拉伸膝盖内侧。

【 引起腿脚抽筋的疾病 】

腰部脊柱管狭窄症	腰椎间盘突出	闭塞性动脉硬化症
糖尿病	下肢静脉瘤	

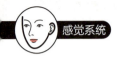

为什么脸上会长粉刺?

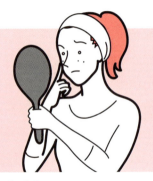

脸上总是突然出现粉刺,且短时间内无法消失。
皮肤上明明没有受伤,
为什么会长粉刺呢?

毛孔堵塞成为丙酸杆菌发育的温床

粉刺在医学上又称为痤疮。据说超过90%的人都曾长过粉刺。

粉刺产生的契机是皮肤表面分泌的皮脂堵塞了毛孔。毛孔里有生成毛发的毛囊组织,连接着分泌皮脂的皮脂腺。粉刺则是在皮脂腺发达的出油型毛孔中产生的。出油型毛孔在脸部分布最为密集,其次是胸口和背部。粉刺最常出现在脸部也是由于这个原因。丙酸杆菌又称为粉刺菌,皮脂的分泌量增加导致毛孔堵塞就会促进丙酸杆菌增殖,从而变为粉刺。**雄性激素可使皮脂腺扩大,同时又能增加皮脂分泌量**,因此与粉刺的产生密切相关。

根据形成的状态可以将粉刺分为几类:毛孔堵塞表面出现一个白点的是白粉刺;毛孔打开后里面为黑色的是黑粉刺;发炎时会出现红粉刺,炎症严重时化脓后皮肤表面会出现硬块突起。

青春期男女都会分泌雄性激素,同时皮脂分泌也比较旺盛。青春期开始长青春痘的年龄段在小学高年级至中学一年级。症状最明显的是在高中时期,过了这个时期青春痘就会逐渐消失。成年后长的粉刺又被称为青春期后痤疮。虽然称呼方式不同,但和粉刺的形成原理相同。

也许会有许多人认为粉刺不用治疗也能自行恢复,但从皮肤发炎到完全消失要经过好几个月,严重时还会留下痘斑。因此,粉刺不是"单纯的皮肤状态不佳",它属于一种疾病,可以在医院皮肤科进行诊疗。皮肤科除了有口服药和药膏治疗以外,还有直接去除粉刺的措施。市面上也有治疗粉刺的药品和洗面奶可供选择,这些用品在药店或网上商城都可以轻易地购买到。但是盲目护理也许会使情况恶化,因此推荐到医院接受治疗。

日常生活中避免挤压或触碰粉刺,用洗面奶每天仔细地清洗面部,尽量不让毛发大面积接触脸部至关重要。

防止长痘的方法

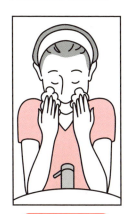

用洗面奶洗脸

用洗面奶小心揉搓,洗去脸部多余油脂和污渍。

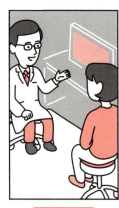

到皮肤科就诊

皮肤发炎容易留下痘斑,不要擅自处理,建议先到医院就诊。

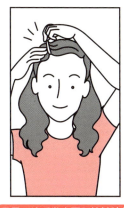

尽量不让毛发大面积接触脸部

毛发上附着的细菌和污渍会刺激脸部导致长痘。建议用发夹把刘海儿束起来。

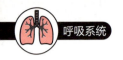

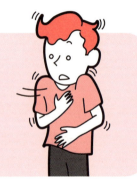

为什么会
打嗝？

一旦开始打嗝了就止也止不住。
有种说法是"人如果连打100个嗝就会丧命"，
这是真的吗？

打嗝是由横膈膜痉挛引起的

　　打嗝是由横膈膜和一种叫肋间肌的肌肉痉挛收缩后产生的现象，在医学上被称为呃逆。横膈膜和肋间肌突然收缩，胸腔扩张导致空气大量进入肺部，与此同时，喉咙里的声门关闭，空气从声门缝隙中穿过时就会发出"呃"的一声，形成了所谓的打嗝。

　　打嗝这一行为主要是横膈膜与呼吸神经受到来自外界刺激后，牵动大脑向延髓发出指令所致。

　　生活中容易引起打嗝的刺激有以下几种。

● 快速吃饭或喝碳酸饮料

● 吃刨冰等冰冷食物

● 冲冷水澡

● 摄入烟草或酒精等物质

● 心理压力

　　生活中有各种各样可以止住打嗝的偏方，效果因人而异，但目前都还没有得到医学佐证。其中包括屏住呼吸、喝冷水等不会给身体带来负担的方法，同时也有不推荐使用的方法，比如通过用纸袋套住嘴进行呼吸的方式止住打嗝，其原理是增加体内的二氧化碳浓度从而止住打嗝，但这种方法容易造成窒息，十分危险。

　　大部分打嗝都是暂时性的，症状会慢慢消失，但是如果打嗝持续时间较长就可能代表了某种疾病，需要及时到医院进行治疗。"人如果连打100次嗝就会丧命"这种迷信说法没有科学依据，最多可以视作来自身体某个疾病的信号。

有益的事
探索对人体

有害的事
探索对人体

那些事
人体不可思议的

探索老化之谜

止住打嗝的方法

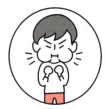

屏住呼吸

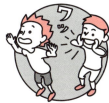

受到突然的惊吓

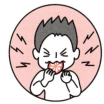

咬柠檬

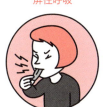

抓住舌头往外拉

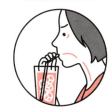

一口气喝一大口冷水

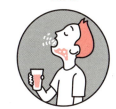

用水漱口

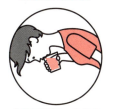

从杯子的另一头喝水

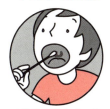

用棉签刺激喉咙深处

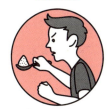

盛一勺砂糖吞下

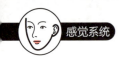

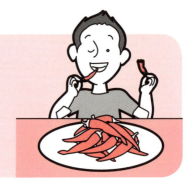

为什么有些人的舌头可以承受重辣食物？

到了餐馆就会点重辣菜品，
甚至还会感觉辣味不够继续加入大量的辣椒。
这类喜欢辣味的人舌头的构造与其他人有什么不同？

舌头的构造相同，感觉方式却不同

我们的味觉，是靠舌头味蕾上的味细胞感知咸味、甜味、酸味、苦味及美味的，并让大脑认知辨识。辣的感觉不属于味觉，所以实际传递给大脑的不是味觉信号而是疼痛信号。

能尝出辣味的辣椒中都含有一种叫作辣椒素的成分。辣椒素进入口中刺激神经产生痛觉，使人感觉到"辣"。辣椒素不仅能使人感到刺痛感，还能传递热量，所以吃辣椒时我们会产生火辣辣的感觉。

之所以会有人喜欢辣椒素的刺痛感和火辣感，与大脑分泌的一种叫作内啡肽的物质相关。内啡肽是一种可以使人快乐的、具有依赖性的物质，在这种物质的作用下，人们不会感觉到辣，而是会产生美味或幸福等方面情绪。据说这就是辣椒的火辣感让人上瘾的原因。

人能吃的辣椒量受过去吃过的食物和饮食习惯影响。也就是说，能够吃大量辣椒的人并非舌头构造特殊，也许只是在内啡肽的作用下对辣味上瘾了，或是长期吃辣导致感觉神经出现了麻痹。

　　吃辣椒后脸和鼻子会出汗是因为辣椒素刺激交感神经促进了血液流通。少量的辣椒素可以通过刺激消化管道增加食欲，但是过量的辣椒素会对肠胃造成损害，引发咳嗽并给人体带来负担。

　　因此，即使非常爱吃辛辣食物的人，也应该适量。

有益的事
探索对人体

有害的事
探索对人体

人体不可思议的
那些事

探索老化之谜

吃辣会感觉到刺痛和灼烧感

舌头上的味蕾能够感受到甜味和咸味等味道。
辣椒素向感受器传递刺痛感和灼烧感。

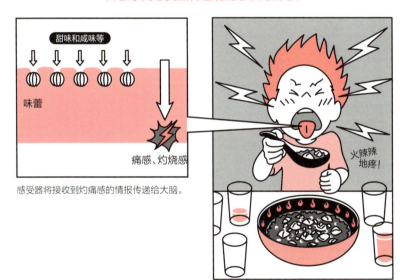

感受器将接收到灼痛感的情报传递给大脑。

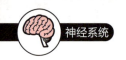

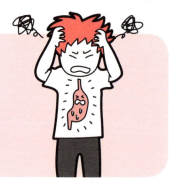

都说压力大
对身体不好……

日常生活中免不了遇到各种各样的压力。
都说压力大对身体不好，
那么，压力究竟会给身体带来怎样的危害呢？

压力过大会引发各种各样的疾病！

　　压力（ Stress ）一词，原本来自物理学术语，用来表示发生在物体外界接触表面的作用力导致物体的"扭曲"。医学上把机体或心脏受到外界刺激的原因叫作压力源（ Stressor ）。我们通常所说的"压力"可以通用于上述两种情况。

　　压力的产生有气温、噪声、受伤、生病等肉体上的原因，也有人际关系或工作矛盾等精神上的原因。动物也会有压力，但相比之下人类的精神压力更大。适当的压力可以促进大脑活动，但如果长期在高压环境下得不到放松，就会引起消化性溃疡或高血压、抑郁症、失眠症等疾病。

　　为了调查压力等级，现在有许多测试自己所受压力大小的途径。

　　适当休息或向周围的人倾诉是缓解压力的有效方法。

　　压力会在无形中造成各种疾病，必要时向专家咨询不失为良策。

职业压力简易调查表（摘要）

有个名叫"心之耳"的网站上刊载有厚生劳动省推荐的压力确认表，
运用这张表格可以快速确认自己的压力指数。
（ https://kokoro.mhlw.go.jp/sp/check/ ）

※以下是一张能够快速确认自己在工作中所受到的压力程度的调查表。
※该表格不用于诊断疾病。

A　关于您的工作，请在最符合的项目上画〇。

	符合	较符合	较不符合	不符合
❶ 您的工作量非常大。	1	2	3	4
❷ 您无法在规定时间内处理掉所有工作。	1	2	3	4
❸ 必须拼尽全力地工作。	1	2	3	4
❹ 您的工作需要高度集中注意力。	1	2	3	4
❺ 您从事的是需要专业知识和技术的困难工作。	1	2	3	4
❻ 在班期间您需要一直考虑与工作相关的事。	1	2	3	4
❼ 您的工作需要进行大量的体力劳动。	1	2	3	4

B　关于您最近1个月的状态，请在最符合的项目上画〇。

	几乎不会	有时会	经常会	几乎总是会
❶ 感觉每天充满激情。	1	2	3	4
❷ 感觉自己精力充沛。	1	2	3	4
❸ 感觉生活充实快乐。	1	2	3	4
❹ 感觉愤怒。	1	2	3	4
❺ 感觉内心窝火。	1	2	3	4
❻ 时常感到心情烦闷。	1	2	3	4
❼ 感觉身体极度疲劳。	1	2	3	4
❽ 感到精神萎靡。	1	2	3	4
❾ 感觉自己提不起劲。	1	2	3	4
❿ 感觉神经紧绷。	1	2	3	4
⓫ 感觉不安。	1	2	3	4
⓬ 感觉无法静下心来。	1	2	3	4
⓭ 感觉情绪低落。	1	2	3	4

C　关于您周围的人，请在最符合的项目上画〇。
您和以下关系的人可以进行何种程度的自由交流？

	极其	相对	稍微	完全不
❶ 上司	1	2	3	4
❷ 职场同事	1	2	3	4
❸ 配偶、家人、朋友等	1	2	3	4

在您有困难时，以下关系的人可以为您提供何种程度的帮助？

	极其	相对	稍微	完全不
❹ 上司	1	2	3	4
❺ 职场同事	1	2	3	4
❻ 配偶、家人、朋友等	1	2	3	4

在您有个人问题需要向他人倾诉时，以下关系的人是否能够倾听？

	极其	相对	稍微	完全不
❼ 上司	1	2	3	4
❽ 职场同事	1	2	3	4
❾ 配偶、家人、朋友等	1	2	3	4

D　关于满意度

	满意	较满意	较不满意	不满意
❶ 对工作的满意度	1	2	3	4
❷ 对家庭生活的满意度	1	2	3	4

探索对人体　有益的事

探索对人体　有害的事

人体不可思议的　那些事

探索老化之谜

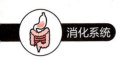

据说肠道疾病
在增多……

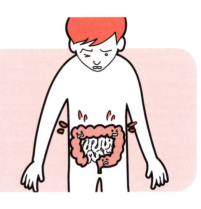

在新闻或健康类节目中经常听到
溃疡性大肠炎。
这是什么样的疾病?

溃疡性大肠炎患者数量有增加的趋势

溃疡性大肠炎是大肠黏膜内形成糜烂和溃疡的炎症性疾病,伴随腹痛、腹泻、大便带有脓血等症状产生,严重时会出现大便内脓血量增加和频繁便血,以及发烧和贫血等症状。

一般认为,这种疾病受遗传因素或环境影响。另外,心理上的压力也可能是诱因,但目前还未得到证实。溃疡性大肠炎很难医治,患者需要长期维持治疗,是公认的疑难杂症之一。这种疾病在1970年时还不是很常见,之后患者数量逐渐增加,到了2016年,根据厚生劳动省研究班的统计报告显示,日本溃疡性大肠炎的患者数量多达22万。患此病男女无差别,青壮年到高龄人士均有患病可能,其中男性20~24岁,女性25~29岁年龄段是患病的高峰期。

溃疡性大肠炎的特征是一旦患病,即使症状暂时缓解,以后也很容易复发。为了使症状维持缓解状态,需要持续进行药物治疗,如果药物治疗未见好转,且产生大出血或肠穿孔等重大并发症的情况下需要进行手术治疗。

　　防止溃疡性大肠炎恶化，重要的是在日常生活中劳逸结合，避免压力过大。症状缓解时虽然不用限制饮食和运动，但也应尽量避免食用刺激肠胃的调味料或暴饮暴食。

　　目前还没有彻底治愈溃疡性大肠炎的方法，但通过保持生活作息规律和药物维持，也能恢复到同患病前一样的正常生活。

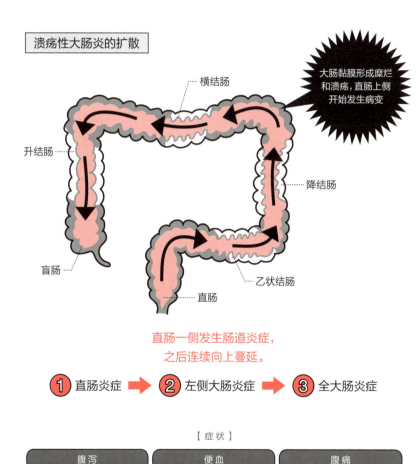

溃疡性大肠炎的扩散

横结肠

大肠黏膜形成糜烂和溃疡，直肠上侧开始发生病变

升结肠

降结肠

盲肠

乙状结肠

直肠

直肠一侧发生肠道炎症，
之后连续向上蔓延。

① 直肠炎症 ➡ ② 左侧大肠炎症 ➡ ③ 全大肠炎症

【症状】

| 腹泻 | 便血 | 腹痛 |

等反复产生

探索对人体　有益的事

探索对人体　有害的事

人体不可思议的　那些事

探索老化之谜

143

人体不可思议的那些事

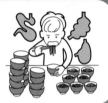

▶p.152

大胃王的肠胃功能比普通人强在哪儿?

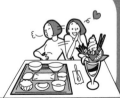

▶p.154

肚子已经饱了,但还有"另一个胃"……

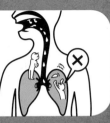

▶p.156

唾液真的会引发肺炎吗?

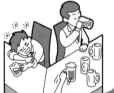

▶p.146

酒量大与酒量小的人有什么不同?

▶p.158

探索人体一生之谜

5.关于唾液

人一生分泌的唾液可装满220罐油漆桶!

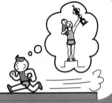

▶p.148

运动细胞能够遗传吗?

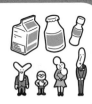

▶p.160

乳酸菌饮料中的真菌对人体无害吗?

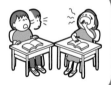

▶p.150

为什么打哈欠会传染?

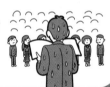

▶p.162

如何缓解紧张时的心跳加速?

▸p.164

为什么饭后立即运动会肚子痛？

▸p.176

为什么右利手的人比左利手的人多？

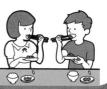

▸p.166

为什么粪便是棕色的，尿液是黄色的？

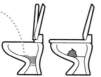

▸p.178

喝酸奶能够提高免疫力吗？

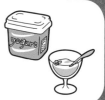

▸p.168 探索人体一生之谜
6.关于粪便和尿液
人一生所排出的粪便质量相当于一头雄性非洲象的质量！

▸p.180 探索人体一生之谜
7.关于指甲
人一生中指甲的总长度约等于标准篮板下沿距离地面的高度！

▸p.170

体感温度是什么？它和气温不同吗？

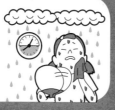

▸p.182

为什么男人也有乳头？

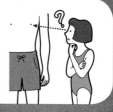

▸p.172

旅行时不知为何总会便秘……

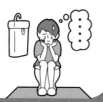

▸p.184

人为什么会流眼泪？

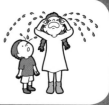

▸p.174

A型、B型、O型、AB型的血液有什么不同？

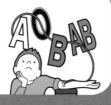

▸p.186 探索人体一生之谜
8.关于眼泪
人一生流的眼泪可以装满14.5个2L的瓶子

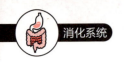

酒量大与酒量小的人有什么不同？

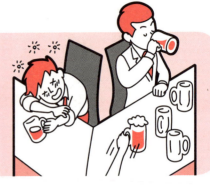

有人只喝一点儿酒就会醉，
有人可以面不改色地一直喝下去。
据说酒量是天生的……

酒量由分解酒精的酵素决定

喝酒会醉是由于酒精会使大脑呈类似麻痹的状态。酒醉后人的判断力和注意力会下降，有时会使人处于态度强势或心情变好等轻度兴奋状态。烂醉后不省人事大有人在。

酒精进入机体后被胃和小肠吸收，与血液融合后一起被送到肝脏。大部分酒精由肝脏分解，之后转化为一种叫作乙醛的物质。乙醛会使人脸变红，进而出现呕吐、心悸、头痛等症状，这是对人体有害的物质。

乙醛最终会被肝脏内的乙醛脱氢酶（ALDH1和ALDH2）转化为无毒物质，分解成水和碳酸后排出体外。ALDH1分解速度缓慢，属于分解力较弱的酵素，对分解乙醛起主要作用的是强力的ALDH2。如果ALDH1活性较低，血液中就会残留乙醛导致恶性醉酒。ALDH2的基因表达为N型的对于乙醛的分解能力最强，而惰性变异的D型分解能力低下。孩子从父母双方获得的ALDH2遗传模式有NN型、ND型、DD型3种。

NN型ALDH2活性较高，拥有此类基因的人群酒量大。ND型

146

ALDH2活性约为NN型的1/16，拥有此类基因的人群也可以少量饮酒。DD型ALDH2活性几乎为零，所以拥有这类基因的人群不能喝酒。也就是说，一个人酒量的大小是先天决定的。

酒量好的欧美人几乎都拥有NN型ALDH2基因。东亚人中大多是ALDH2活性较低的人，约44%的日本人拥有ND型或DD型ALDH2。

酒量小的人有时也可以通过练习提升酒量。其原理据说是可以增强除了ALDH2以外其他酵素对乙醛的分解能力，或是改变大脑神经细胞，使大脑对酒精不再那么敏感等。然而，酒精是会给机体带来负担的物质。饮酒过度有引发急性酒精中毒和肝脏硬化等各种疾病的危险。因此，我们需要在了解自己酒量的情况下适量饮酒。

ALDH2的3种遗传模式

NN型
56%的日本人

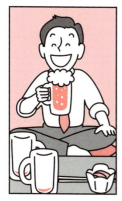

乙醛分解速度快，酒量大，喝酒后脸不会红。

ND型
40%的日本人

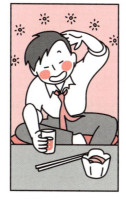

乙醛分解速度慢，酒量小，喝酒后容易脸红。

DD型
4%的日本人

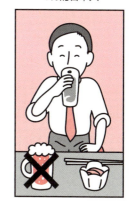

完全无法接受酒精，无法喝酒，一喝酒脸就会红。

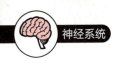

运动细胞能够
遗传吗？

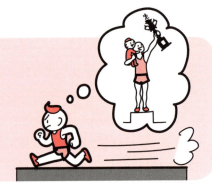

我们常说某个人天生运动细胞发达。
那么, 运动细胞究竟是什么呢?
运动细胞是遗传来的吗?

运动细胞是否来自遗传还未确定

　　运动细胞发达这种说法严格来说是有误的。首先, 人体内存在运动神经, 指的是向肌肉传递来自脑部指令的神经回路, 无法用好坏描述。我们一般所说的运动细胞发达指的也不是运动细胞, 而是用来表达"能够出色地完成各项运动"以及"运动能力强"等意思。

　　优质的运动细胞是来自遗传, 还是通过日常饮食和锻炼等环境因素获得的, 这一点还未确定。

　　目前, 关于运动和遗传之间的关联有各种假说和研究, 但寻找与人的运动能力相关的遗传因子依然是一件难事, 暂时没有成功。即便如此, 仍然无法断定运动与遗传无关。因为肌肉和骨骼会受遗传因素影响, 且已有研究证实了存在影响身高和体重的遗传因子, 也就是说机体构成的变化在一定程度上有可能左右人的运动能力。

　　有人认为, 为了提高基础运动能力, 应该让孩子在幼儿时期经常接触运动。因此, 每个以成为运动员为目标的人, 都应该经历过长年累月的严苛训练。

　　最近有企业发明了一种测量仪器，可以通过调取遗传因子快速判定某人适合的运动。虽然适合自己的运动很难仅凭遗传因子完全确定，但能够为想要确立自己运动目标的人提供一定的参考，也大有裨益。

大脑向肌肉下达指令产生运动

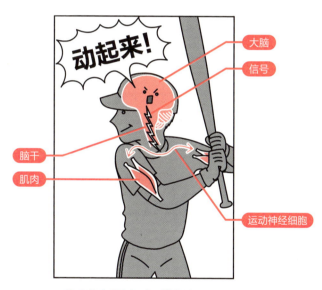

大脑发出"动起来！"的信号后，
通过运动神经细胞传递到肌肉产生运动。

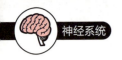

为什么打哈欠
会传染？

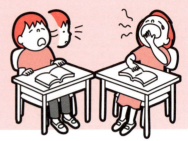

当周围有人打哈欠时，
旁边的人就像起了连锁反应一样也会开始打哈欠。
为什么打哈欠会传染呢？

打哈欠是为了调整睡眠或共情

　　打哈欠指的是嘴巴张大深吸一口气的动作。它总是不由自主地发生，同时还伴随想要伸懒腰或流泪等呼吸以外的联动行为。在电视剧或漫画中这种姿态常用来烘托犯困或无聊等气氛。关于打哈欠的原因，目前有以下几种解释。

● 通过张大嘴巴来激活大脑

● 向大脑传递犯困或疲劳的信号

● 弥补氧气不足

　　以上是人们普遍认为的几种原因，而是否真实目前无人得知。

　　打哈欠时嘴巴张大看起来似乎是在大口吸氧，但其实氧气的吸入量并没有增加。从这点来看，用来弥补氧气不足这种说法应该有误。由于打哈欠本身的成因仍是个谜，所以无法断定它是否会人传人，目前，关于该现象的产生有几种解释。

　　其中之一是打哈欠源于人的进化过程，这要追溯到人类还在以群居部落形态生活的时代。据说，当时打哈欠是为了向群体内的其他成员传递疲惫了的信号,从而帮助群体统一睡眠周期。

另一种解释是打哈欠源于人的共情力。人类是具有与他人共情能力的生物,所以打哈欠也被认为是与他人共情或展现兴趣的表现。相关研究表明,夫妻或家人之间打哈欠最容易传染。也就是说,越是亲密的人越容易产生共情力。

控制自己不打哈欠的措施主要有保证充足的睡眠以及避免过度劳累等,但效果如何有待考证。

日常生活中如果哈欠不断容易给人留下看起来很困、无精打采等消极印象。因此,在人前还是应该想方设法忍住打哈欠的冲动为好。

探索
对人体
有益的事

探索
对人体
有害的事

人体
不可思议的
那些事

探索老化之谜

打哈欠会产生连锁反应

在古代人们用打哈欠的方式向群体传递疲惫信号

用打哈欠的方式与他人共情

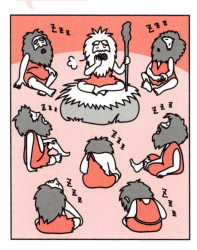
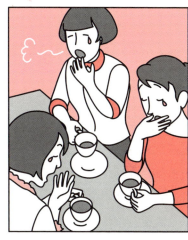

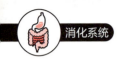

大胃王的肠胃功能比普通人强在哪儿？

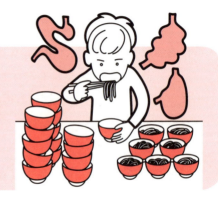

面对眼前摆放着的一大堆食物
也能一脸轻松地大快朵颐，
大胃王的胃难道可以无限地塞进食物吗？

大胃王的胃容量可高达5升

人类的胃是由肌肉和黏膜组成的口袋状器官，它可以在伸缩过程中将里面的食物搅拌混合，其特征是装入食物后会像气球一样鼓起。

空腹时胃呈缩小状态，容量约500mL。一次摄食可以轻松装入1L左右的食物。普通成年人胃的最大容量约为4L，我们在电视节目里看到的大胃王的胃据说可以容纳5L的食物。即使不是天生大胃王，普通人也可以通过平时大量进食把胃撑大。也就是说，经过训练可以在一定程度上扩大胃容量。

那么，所有大胃王都是经过训练才变得能吃下那么多食物的吗？有人对这些大胃王的身体进行检测后发现，大胃王和普通人的血糖值上升方式、排便次数以及餐后胃的大小存在差异。详细的验证需要更大规模的研究，仅凭少量体检结果很难得到医学上的证明。我们也可以认为，大胃王可能天生的体质就较为特殊。

另外，还有一种解释认为进食速度较快时，饱腹中枢还没来得及接收到已经吃饱了的信号之前大胃王能够吃下更多的食物。因此，我们看到的大胃王之所以每次都会大口大口地吃饭，可能是想要在饱腹中枢反应前尽量多吃一点儿。

　　大胃王吃饭看起来很畅快，但过量摄食通常都对健康有害。所以，不是从事大胃王职业的人，还是应适量摄食为好。

有益的事
探索对人体

有害的事
探索对人体

那些事
人体不可思议的

探索老化之谜

胃的大小

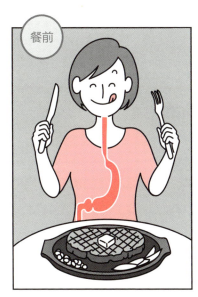

餐前

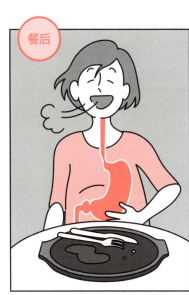

餐后

空腹时胃呈缩小状态，容量约500mL。
饱腹时胃呈扩大状态，
普通成年人胃的最大容量约为4L。

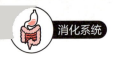 消化系统

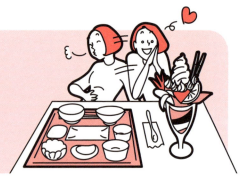

肚子已经饱了，但还有"另一个胃"……

明明已经觉得吃不下了，
但在甜食端上来以后还是能整个吃下。
"甜点在另一个胃里"这种说法是真的吗？

看到美食时胃能腾出多余空间

为了使体重保持稳定，人体总在无意识中对"吃"这一行为进行调节，而控制这个功能的则是位于下丘脑的摄食中枢和饱腹中枢。

摄食中枢激发食欲，饱腹中枢控制食欲，两者根据血糖值以及血液中的激素浓度等因素感知机体的变化，从而控制摄食行为。

例如，摄食前摄食中枢较为活跃，随着摄食行为的进行，血糖值上升，摄食中枢将工作交接给饱腹中枢，从而逐渐停止进食。我们之所以会感觉到自己已经吃饱且逐渐停下筷子就是出于这个原理。操控人们"吃"这一行为的是大脑而非胃。除此之外，平时觉得不能浪费所以全部吃光，或者为了美容克制食欲等行为都与大脑功能有关。

甜点之所以能够用另一个胃吃下去，也是因为大脑功能的作用。控制饱腹感的是大脑而非胃，所以即使大脑感觉自己已经吃饱了，但实际上胃里还有一些空间。因此，看到美味的食物时下丘脑会分泌一种叫作饥饿信号的物质，促使人进食。饥饿信号可以使胃功能更加活跃，此时食物会被送入小肠，由此在胃里产生多余空间。除了饥饿信

号以外，下丘脑还会分泌一种被称为脑内麻药的快乐激素——β 内啡肽以及促进食欲的多巴胺。在这些物质的作用下，饱腹中枢将工作交给摄食中枢，使人在饱腹状态下可以有另一个胃继续进食。此外，咸味和酸味等味道据说也可以促使另一个胃的产生。

另一个胃产生的原理

位于下丘脑的饱腹中枢在受到血糖升高和胃部扩张等刺激后开始工作

看到美味的食物时，下丘脑分泌内啡肽，使胃内腾出多余空间

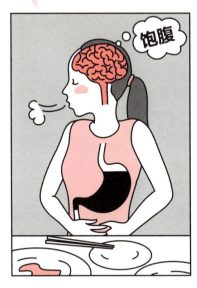
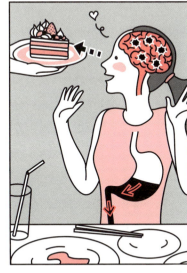

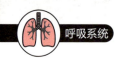
唾液真的会引发肺炎吗?

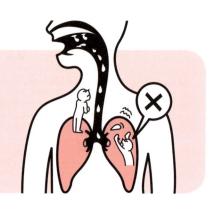

听说存在因唾液
引发的肺炎,
这是什么原因呢?

细菌随唾液一起进入肺内引发的误吸性肺炎

进入口中的食物或水分会通过吞咽进入食道。受某种原因影响导致吞咽无法正常进行,最终异物进入气管的现象叫作误吸。通常在快要发生误吸时机体会在条件反射下被呛到,最后将异物从气管挤出。然而,细菌意外进入气管容易引发炎症,甚至导致肺炎。因这类误吸现象引发的肺炎就叫作误吸性肺炎。这种疾病除了伴有咳嗽、咳痰、发烧、四肢无力、呼吸困难等一般肺炎的症状以外,还会出现食欲不振或喉咙发痒等症状。这种疾病通常可以使用抗菌药(抗生素)进行治疗,严重时有必要进行住院治疗。

在日本因误吸性肺炎死亡的人数每年约有4万人[数据出自令和元年(2019)人口动态统计月报年记(概数)概况]。其中,高龄人士占70%以上,可以说是一种常见疾病。

误吸性肺炎的可怕之处在于即使不吃不喝,仅通过唾液就会感染。

人每天分泌约1.5L唾液用于保持口腔内部湿润。口中残留大量唾液时,人会在条件反射下通过咳嗽或吞咽等行为将唾液排出体外或吞入肚内以防止误吸发生。然而，随着机体衰老或疾病的影响，咳嗽和吞咽的反应功能逐渐减退，堆积在喉咙里的唾液容易流入器官。同时，随唾液进入口中的细菌便有机会流进气管最终引发肺炎。误吸发生时不会产生咳嗽，或是到咳嗽为止的反应时间较长，这种状态称为不显性吸入，是引起误吸性肺炎的原因之一。因此，在吃饭喝水时即使没有出现咳嗽或噎着等现象也不能掉以轻心。

　　睡眠时吞咽唾液的次数会减少，所以较容易发生不显性吸入。另外，睡眠时不仅是唾液，胃里的食物也有倒流进气管引发误吸性肺炎的可能。

　　误吸性肺炎易反复发作，所以需要进行预防。由于误吸本身很难完全避免，所以尽量减少进入气管的细菌量十分重要。作为预防措施，平时要注意勤刷牙或经常清理假牙，保持口腔内卫生。

探索对人体　有益的事

探索对人体　有害的事

人体不可思议的　那些事

探索老化之谜

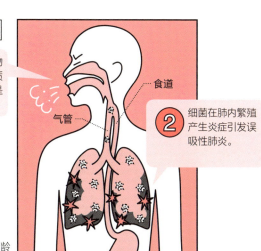

误吸性肺炎的产生原理

1　口腔内的细菌或食物残渣以及胃液等物质没有进入食道，而是进入气管（误吸）。

食道

气管

2　细菌在肺内繁殖产生炎症引发误吸性肺炎。

体力或抵抗力较差的高龄人士容易发展为重症。

人一生分泌的唾液
可装满220罐油漆桶！

唾液有使食物软化后便于吞咽、帮助消化
以及保持口腔内清洁等对机体有益的作用。
虽然表面上看不出来，但唾液的分泌量多达1.5L/天。

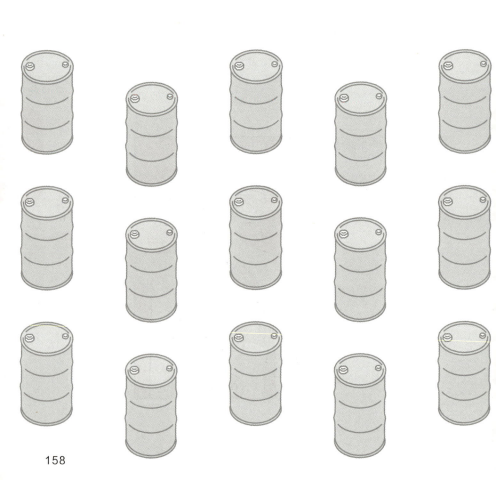

假设一个人生活80年，

1.5L×365天×80年
=43 800L。

盛入200L的油漆桶，

可达约220罐

（准确来说是219罐）。

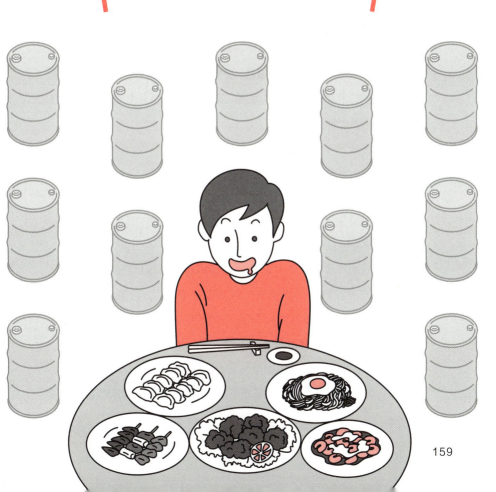

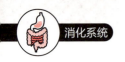

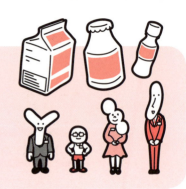

乳酸菌饮料中的
细菌对人体
无害吗?

大街小巷一直流传着乳酸菌可以提高免疫力的说法。
虽然都叫作菌,但乳酸菌属于对人体有益的细菌,
它的真面目是什么呢?

乳酸菌是调整肠道内部环境的有益细菌之一

　　酸奶等饮料中含有的乳酸菌,其实不是某种特定细菌的名称,用糖形成乳酸的细菌被统称为乳酸菌。据说第一个发现乳酸菌的人是法国微生物学家巴斯德。

　　乳酸菌主要寄居在小肠里,负责形成乳酸调节肠道环境,防止有害细菌增殖。另外,大肠内还寄居着大量双歧杆菌,可以形成乳酸和醋酸,从而抑制有害细菌增殖。

　　乳酸菌有许多种类,每个种类都有各自的名称。而乳酸菌某某型等名称只是食品公司自己取的名字而已。

　　乳酸菌饮料是在牛奶发酵后添加香料和甜味调料后制成的。其他含有乳酸菌的发酵食品包括酸奶或奶酪等乳制品、泡菜、腌菜、纳豆及味噌等。这些发酵食品中含有的乳酸菌可以增添食品的美味和香味,部分乳酸菌还有抑制杂菌繁殖的作用。

　　最近,与乳酸菌类似即因有利于身体健康而备受关注的还有益生菌和益生元。益生菌是可以像乳酸菌和双歧杆菌一样调节肠道内环境

的微生物。而益生元可以成为有益细菌的饲料,拥有抑制有害细菌增殖的成分,其中代表性的成分包括低聚糖和食物纤维。

不同种类乳酸菌的效果各不相同。选择商品时需要确定自己需要达到什么样的效果,是要调理肠道,还是为了稳定免疫系统,以此选择适合自己的产品。

乳酸菌饮料或酸奶的包装上通常都有标注保健食品或功能性饮料的字样,表明该商品的功效得到了科学认证,具有参考性。让我们和乳酸菌成为好伙伴,共同调节肠道内环境吧!

探索有益对人体的事

探索有害对人体的事

人体不可思议的那些事

探索老化之谜

调节肠道内环境的食材

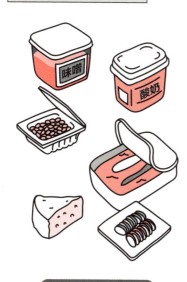

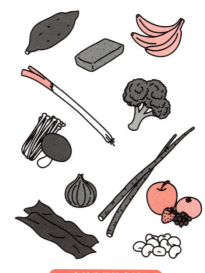

含益生菌的食材

含益生元的食材

把对人体有益的细菌送入肠道,抑制有害细菌的活动。
味噌、纳豆、奶酪等发酵食品中含有益生菌。

让对人体有益的细菌增殖并活性化后调节肠道内环境。山芋或牛蒡等根茎类蔬菜以及菌菇类食材里含有益生元。

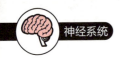
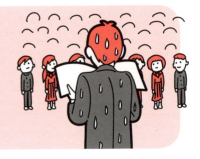

如何缓解紧张时的
心跳加速？

考试或面试前，以及面对心仪的人时，
我们会感觉紧张并且心脏怦怦地跳。
不想自己心脏跳动过于剧烈的话如何做才好呢？

交感神经使心跳加速

心里有特别担心或非常在意的事时人人都会紧张。紧张时之所以会感觉心脏怦怦地跳，是交感神经的作用导致的。

心脏跳动时感觉胸口不适，这种情况称为心悸。不安、恐惧、紧张等强烈的情感变化是引起心悸的众多原因。人体感觉到紧张时，这种情绪会成为压力刺激交感神经，使心跳速率和血压上升。正是这种心脏努力跳动的感觉，使人感到胸口怦怦地跳。

紧张的情绪刺激交感神经，有时会使人呼吸变浅，喘不过气。这是一种正常反应，只要导致这种反应的诱因消失，症状就会自然缓解。然而，如果在非紧张状况下依然会频繁地感到心跳加速、呼吸困难、眩晕、站不稳等，需要排查一下是否受到了其他疾病的影响。

要缓解紧张时的心悸和呼吸困难，可以采用合适的方法使副交感神经活性化，从而抑制交感神经的作用。副交感神经的作用与交感神经相反，当副交感神经占主导地位时，人体会感到放松从而使紧张情绪得以缓和。提升副交感神经活性的方法有许多种，其中随时可以使用的是腹式呼吸。当感觉到心跳加速和呼吸困难时，可以尝试用腹部进行深呼吸，从而使身体放松下来，慢慢地就不会感觉紧张了。另外，平时还需要注意生活作息规律，防止自主神经紊乱。

缓解心跳加速的呼吸法

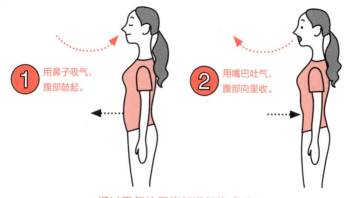

① 用鼻子吸气，腹部鼓起。

② 用嘴巴吐气，腹部向里收。

通过重复使用腹部进行腹式呼吸，提升副交感神经的活性。

【 引起心悸的原因 】

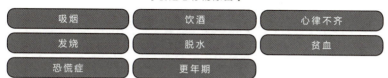

吸烟	饮酒	心律不齐
发烧	脱水	贫血
恐慌症	更年期	

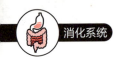

为什么饭后立即
运动会肚子痛?

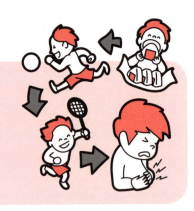

饭后如果不休息马上跑步,
腹部两侧就会突然开始疼痛……
这与消化系统是否有某些关联?

消化时所需的血液会被肌肉吸收掉

人体通过消化管道对食物进行消化和吸收。摄入的食物经由食道,从胃进入小肠和大肠,最终化为粪便排出体外。

那么,饭后立刻运动会导致腹痛是否与消化吸收的过程有关呢?事实上,饭后立刻运动和腹痛的关系在医学上还没有得到合理解释。

较为有力的解释是脾脏收缩产生的疼痛。脾脏有储存血液的功能,饭后的消化管道需要血液,所以此时脾脏会通过收缩向消化管道输送血液。饭后如果马上运动,全身的肌肉都需要血液,此时脾脏会进一步收缩,造成腹部左侧疼痛。

另一种解释是,饭后立刻运动会导致输送到消化管道的血液量减少,造成氧气不足最终造成疼痛。饭后消化管道里聚集了大量血液进行消化工作,腹痛是运动促使这些血液被全身的肌肉夺走所致。

除此之外,还有一些假说指出可能是饭后膨胀的胃受到运动的摇晃和拉扯产生了疼痛,以及运动使大肠内部的气体聚集在大肠上方刺激了周围的神经而导致了疼痛等。

　　然而，既然会感觉到疼痛，说明身体向我们发出了某种信号。因此，即使是为了运动，与其让身体感觉到疼痛，不如尽量避免饭后即刻进行剧烈运动。

　　不过，也有人认为饭后悠闲地散步，或者做一些简单的家务对健康有益。

　　必须注意的是，有些疾病即使不运动也会造成饭后腹痛。当出现腹部频繁疼痛以及肩颈和背部疼痛，或者出现发烧、呕吐等其他症状时，建议尽早到医院就诊。

肚子痛是由于……

血液不集中在消化管道，
而是流向全身的肌肉。

运动时脾脏会紧缩，
目的是向全身输送血液。

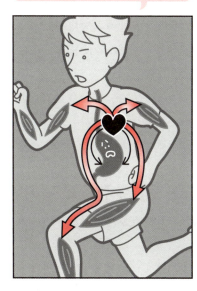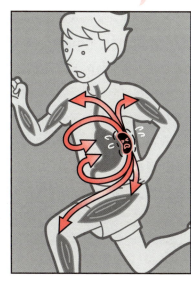

【饭后会引起腹痛的疾病】

胃溃疡	胆结石	急性胆囊炎
慢性胰腺炎		

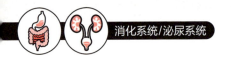

为什么粪便是棕色的，尿液是黄色的？

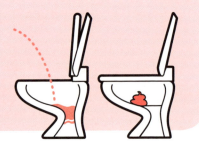

人体内每天都会产生粪便和尿液。
明明摄取了多种食物和饮料，
为什么粪便和尿液最终会变成那样的颜色呢？

粪便和尿液的颜色是由血液成分决定的

　　粪便和尿液的颜色其实都源自血液的成分。血液之所以看起来是红的，是因为红细胞中含有一种叫作血色素的色素，粪便和尿液的颜色就是基于这个血色素形成的。

　　红细胞衰老死之后会被脾脏和肝脏等器官破坏，然后其含有的血色素在体内代谢后大部分都混进了粪便和尿液中排出体外。

　　代谢过程中，粪便受一种叫作粪胆素的物质影响变为棕色，而尿液受尿胆素的影响变为黄色。

　　然而，实际上粪便的颜色并非都相同，饮食、身体状况或药物原因都会使粪便颜色发生改变。例如，肉吃多了粪便颜色会呈深棕色或偏黑，脱水时尿液的颜色会变浓等。

　　因此，粪便和尿液的颜色可以用来判断人体的健康状况。当粪便和尿液里带红时需要特别注意，有时是受饮食和药物影响，有时是体内某处出血导致的。所以，不能以为只是因为疲劳或压力大而轻视它，必须尽早到医院就诊。

　　除红色以外，还可以通过其他颜色的粪便推测出一些健康方面的问题，所以平时需要我们经常注意粪便颜色的变化。观察到和平时相比"有些异样"时可以作为早期发现病情的重要一步。因此，建议如厕后认真确认。如果使用的是站立的同时就会自动冲洗的马桶，就需要我们拥有自己能够瞬间分辨颜色变化的能力。不要觉得只是每日例行排泄而已，要把它当作告诉我们身体情况的搭档，每天与它保持交流。

探索
有益的事
对人体

探索
有害的事
对人体

人体
那些事
不可思议的

探索老化之谜

通过粪便了解身体状态	◎ ○ 表示粪便处于健康状态。

较硬 ↑			
	坚果状		硬邦邦的，小块状粪便
	干硬状		较硬，多个小块连在一起的粪便
○	香蕉状		香蕉状，表面有裂痕，有些硬的粪便
◎	普通粪便		表面光滑的香蕉状，柔软的粪便
○	较软粪便		略有形状，但较软的粪便
	泥状		软绵绵的，没有固定外形，像粥的粪便
	水状		没有固定形状，像水一样的粪便
较软 ↓			

人一生所排出的粪便质量
相当于一头雄性非洲象的质量！

人每天的平均粪便排出质量是60～180克。
假设每天排便180g,
1年就是65 700g
＝65.7kg的粪便！
相当于成年男性的体重。

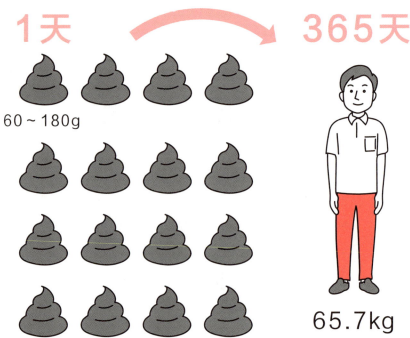

1天　　　　　　　　　**365天**

60～180g

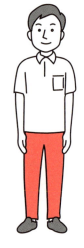

65.7kg

人每天的排尿量为800～1500mL。假设每天排出1500mL的尿液，80年为43 800L，和p.159的唾液量相同呢。

粪便和尿液可以净化体内环境，成为健康状况的观测计，是可以帮助我们的可靠存在。它们每天都会在厕所内被冲走，如果这些数量累计起来……

假设到80岁为止每天都排便，

$180g × 365天 × 80年$
$= 5\ 256\ 000g$
$= 5.256t$。

这和雄性非洲象的体重大致相同。

80年

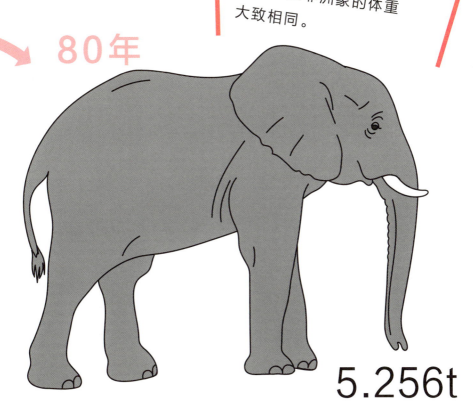

5.256t

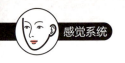
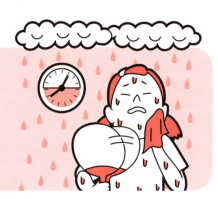

体感温度是什么？
它和气温不同吗？

在天气预报里经常能听到体感温度一词，
它和气温有什么不同？
人体感觉到的温度究竟是什么呢？

体感温度指的是皮肤感受到的温度

气温指大气中的温度，体感温度指皮肤感受到的温度，两者看起来相似，但其实是不同的概念。

人体皮肤上有捕捉来自外界信息的受体，接收到的信息会作为感觉传递给大脑。对温度有反应的受体感觉到气温后，由大脑判断冷或热。

人体感受到的不止气温，就像在夏季被强烈太阳光照射时会感觉到热，在冬季被冷风吹时会觉得冷一样，实际上体感温度会受阳光和风的强度以及湿度等因素影响。也就是说，气温只是影响体感温度的要素之一。体感温度可以用数值表达，需要把气温、阳光、风速、湿度等数值代入计算公式求得。天气预报中所说的体感温度就是这样通过计算得出的数据。

在夏天，可以利用体感温度来有效地进行防暑降温。例如，在人群密集的站前广场、公交车站或外出会合点等经常有人的地方会设置遮阴物或喷洒水雾的机器等。有研究称体感温度下降可以减少机体负担，因此人们对此采取了各种各样的措施。

　　冬天经常使用的加湿器可以通过增加空气湿度使体感温度上升。从前人们习惯在暖炉上放一个煮水壶把水烧沸，也是因为水蒸气使空气湿度上升后，能够让人体更容易感受到热量。

　　体感温度与我们的生活息息相关。尝试着去关注体感温度，或许能够让我们知道如何比之前更加舒适地生活。

体感温度和湿度

在室温相同的情况下，湿度不同体感温度也不同。

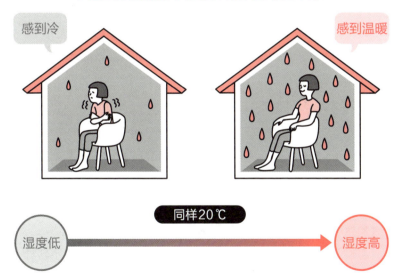

感到冷

感到温暖

同样20℃

湿度低　　　　　　　　　　　　　　　　湿度高

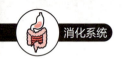

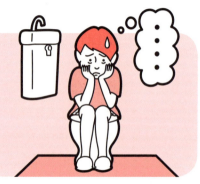

旅行时不知为何
总是便秘……

平时都很通便，但旅行途中不知为何总是便秘。
明明旅行时比平时吃得更多……
有什么事是即使在愉快的旅行过程中也会对机体造成伤害的呢？

旅行时会引起便秘的原因不胜枚举

　　便秘指的是排便次数比平时少，或是难以排便，一次总是排不干净的状态。不同研究学会对于便秘的定义各不相同，所以并不存在一个可以用来判断连续不排便多少天便算作便秘的统一基准。

　　便秘可由多种原因引起，其中，旅行时产生便秘的原因有很多。排便与调节体内环境的自主神经有很大关联。副交感神经负责促进消化促成排便，而交感神经活跃时，体内胃液和肠液的分泌量会减少，肠道蠕动也会较迟钝，由此容易产生便秘。旅行时会接触陌生的环境以及长距离移动，这些因素也有可能刺激交感神经。在受到刺激后的交感神经作用下，人就有可能排便不畅。

　　交感神经作用加强后不仅会减少肠道蠕动，还会导致睡不着觉，使睡眠质量下降，从而无法保证充足的睡眠。特别是在旅行中，人们总是忘记时间而不自觉地熬到深夜。生活规律被打乱造成自主神经紊乱，于是陷入副交感神经功能减弱的恶性循环。

　　水分不足也是引起便秘的原因之一。在愉快的旅行途中人们容易忘记喝水。水分不足时粪便会变得僵硬，导致难以排出。

要想使排便通畅，饮食结构不容忽视。即使平时已经注意了膳食均衡，旅行时也容易营养失衡。众所周知，食物纤维不足也会导致便秘。蔬菜和水果中富含的膳食纤维可以成为肠内细菌的养料，使排便更通畅。

另外，在旅行中要注意作息规律，制定让自己放松的时间规划，准备好睡眠所需的用品，注意多补水，避免饮食不均衡等，这些简单的措施都可以防止便秘。此外，为了能够在产生便意时及时如厕，事先确认洗手间的位置也很重要。

旅行中也能采取的措施

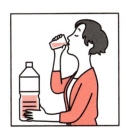

多喝水

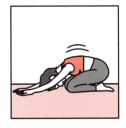

早晨或睡觉前
进行简单的拉伸或做
瑜伽

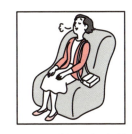

制定可以放松的时间规划

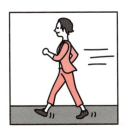

经常走路

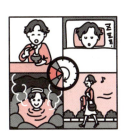

维持正常的睡眠周期

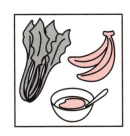

注意饮食均衡

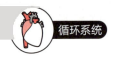

A 型、B 型、O 型、AB 型的血液有什么不同？

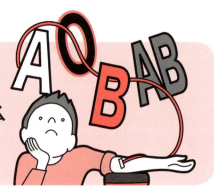

恋爱和性格测试中经常会提到血型，
人们在日常交流中也经常提及。
那么，不同的血型究竟有什么区别呢？

血型指红细胞的类型

血型是根据红细胞表面存在的一种叫作抗原的物质，分为我们通常所说的 A 型、B 型、O 型、AB 型。红细胞表面存在 A 抗原就叫 A 型血，存在 B 抗原就叫 B 型血，这种分类方法称为 ABO 血型系统。同时，拥有两种抗原的是 AB 型血，两种抗原都没有的是 O 型血。

血型区分的重要性主要体现在输血时。输血时通常使用相同血型的血液。因为不同血型的血液混合会引起一种叫作输血反应的强烈刺激反应。例如，向 A 型血的人输入 B 型的红细胞时，会引起强烈的副作用，严重时甚至会导致死亡。因此，输血时的原则是相同血型的人才能进行输血，输血前要进行严格的检查，确保无误。

ABO 血型系统由遗传决定。基因的组合决定了人的血型，A 型血父母的血型可能是 AA 或 AO 两种组合。同理，B 型血的父母血型组合为 BB 或 BO。另外，父母血型均为 AB 型的，子女一定是 AB 型，而父母血型均为 O 型的，子女血型一定是 O 型。

孩子的血型一半来自父亲，一半来自母亲。父母双方都是 A 型血的也有可能生出 O 型血的孩子，A 型血和 B 型血的父母也有可能生出 AB 型血的孩子。通常，血型是终生不变的，除非患有白血病或恶性淋巴肿等疾病，经过造血干细胞移植手术治疗后血型可能发生变化。

　　另外，日本人的血型调查结果从多到少分别为 A 型、O 型、B 型、AB 型。除了 ABO 系统以外，还有用于输血的 Rh 型分类方式，以及一种称为 HLA（人类白细胞抗原）的血型推测方法，对造血干细胞移植有重要作用。

　　血型不仅是我们日常生活中茶余饭后的谈资，其中更是包含了可以拯救生命危机的重要信息。

血型的分类

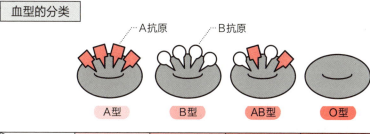

他人＼自己	A（AA / AO）	B（BB / BO）	AB（A / B）	O（O / O）
A（AA / AO）	A　O	所有抗原	A　B　AB	A　O
B（BB / BO）	所有抗原	B　O	A　B　AB	B　O
AB（A / B）	A　B　AB	A　B　AB	A　B　AB	A　B
O（O / O）	A　O	B　O	A　B	O

红细胞上存在约 400 种抗原，
A 型有 A 抗原，B 型有 B 抗原，AB 型有 A 抗原和 B 抗原，
O 型没有抗原。

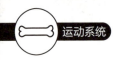

为什么右利手的人比左利手的人多？

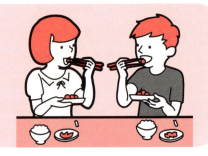

惯用手是由生活中不自觉的习惯所决定的。
那么，为什么会有右利手和左利手之分呢？

世界上约90％的人是右利手

　　用手进行精密操作或运动时，人们会自然地使用自己的惯用手。在世界上所有国家和地区中，右利手所占比例较大，左利手只占人口的10％左右。据说这和古代人类右利手和左利手的比例相同。

　　关于右利手和左利手形成的原因说法不一，其中较有说服力的解释是左脑和右脑中较发达的一方决定惯用手。这种说法提到连接大脑和机体的神经中枢会产生交叉，所以左脑发达的人是右利手，而右脑发达则正好相反。

　　此外，还有一种说法认为如果一个战士是左利手，就会左手持剑，右手持盾，而人的心脏在左侧，这样就无法保护心脏了。还有人认为惯用手和遗传相关。有分析称，在使用右利手和左利手活动肢体时大脑的运作方式不同。

　　目前，决定惯用手的因素还不明了，但惯用手有时会对生活的便捷性产生影响。例如，开罐器和剪刀等工具原本是为右利手人士设计的，所以左利手的人在使用时会感觉到不便。另外，在棒球和网球等运动中左利手有时会更有优势。两种惯用手都有自己各自的优势领域，因此究竟哪个更好难以一概而论。

虽然决定惯用手的因素尚不明确，但后天练习却可以让人习惯使用另一只手。棒球选手有时为了能在击球过程中更有优势，会选择从右侧击球改为从左侧击球。据说需要进行高精度技术操作的外科医生平时也会用另一只手拿着筷子进行练习。所以，成年后依然可以通过后天努力改变自己的惯用手。

通过挑战不同的场合下变更惯用手，把自己锻炼成为双利手看起来乐趣无穷。

大脑和惯用手的关系

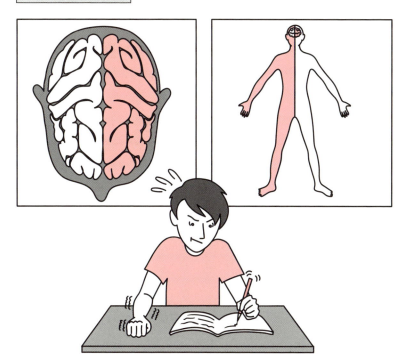

尝试多使用不习惯的手也许可以使大脑更加发达！

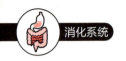

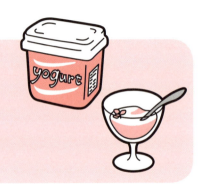

喝酸奶能够
提高免疫力吗？

喝酸奶能够提高免疫力，
使机体更健康，
这是真的吗？

乳酸菌可以调节肠道内部环境，提高免疫系统功能

　　酸奶之所以被大家认为可以提高免疫力，很大程度上在于酸奶中含有的乳酸菌的作用（参考p.160）。牛奶或乳制品等乳酸菌发酵食品中含有大量的乳酸菌。而肠道又是和机体免疫系统关联最大的器官，据统计人体中70%的免疫细胞存在于肠道黏膜上。

　　乳酸菌可以通过调节肠道环境来激活人体免疫系统。也就是说，肠道健康对免疫系统功能很重要。

　　肠道内的免疫细胞与肠内细菌共同抵御来自外界的病原体。肠内细菌中存在对机体有益的益生菌和对机体有害的有害菌以及随肠道环境而改变的中性菌。肠内细菌聚集的地方叫作肠道花园，三类细菌互相维持着平衡关系，要想保持肠道内部环境健康，益生菌、有害菌、中性菌最理想的比例为2：7：1。有害菌占比过大虽然对机体有害，但却有助于分解蛋白质，进而帮助形成粪便排出体外，因此对机体来说必不可少。

　　由于某些原因导致肠道内部环境受到影响时，免疫细胞的功能就会减弱,当肠道黏膜的防护功能下降时会使病原体更容易进入血管,导致感染疾病。

酸奶内含有的乳酸菌可以使肠道内环境偏酸性,有压制有害菌,调节肠道内部环境平衡的作用。有人认为乳酸菌必须要在活的状态下进入肠道才能发挥作用,但实际上即使乳酸菌在到达肠道前死亡了也能起到一定的作用。它们可以和肠道内原有的乳酸菌结合,增加益生菌的比例。

酸奶中不仅含有乳酸菌,还有维生素A和B、钙、蛋白质等其他维持机体平衡所需的必要营养元素。

如果酸奶开封后久置,表面会出现一层分离出来的半透明液体,这种液体叫作乳清。乳清中含有蛋白质、维生素和矿物质等多种营养元素,所以不能浪费。

酸奶不仅能增强免疫系统功能,还能帮助机体均衡地摄取各种营养元素,是非常优质的食材。在平时的饮食中多喝酸奶,让自己拥有可以抗衡细菌和病毒的身体吧。

肠道内的成分比例

肠道内益生菌、有害菌、中性菌最理想的比例为2:7:1。

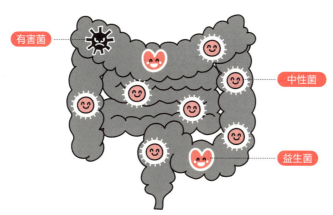

有害菌

中性菌

益生菌

人一生中指甲的总垂直长度约等于标准篮板下沿路离地面的高度!

指甲作为皮肤的一部分,有保护手指,
协助手部完成抓握动作等重要作用。
人的指甲每天都会生长,
"咦!怎么长这么长了!"这样的事时有发生……

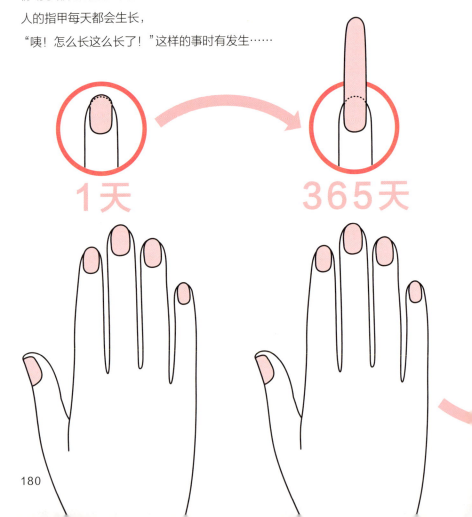

1天

365天

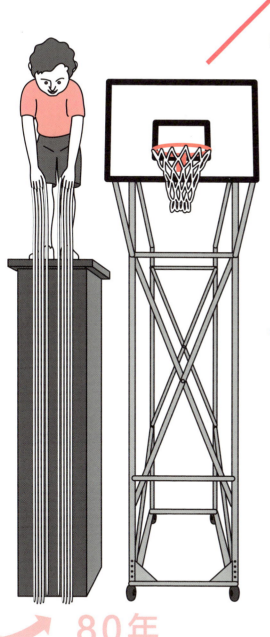

成人的手指甲约按照

每天0.1mm

的速度生长。

1年就是3.65cm，

如果一直不折断或不剪掉任其自由生长，80年后折合成的总垂直长度就是

2.92m。

这个长度约等于篮板下沿距离地面的高度。

80年

在此补充……

根据吉尼斯世界纪录，至今为止最长的指甲是两只手所有手指指甲长度相加为9.85m。指甲不是笔直地生长，而是呈弯弯曲曲的形态。

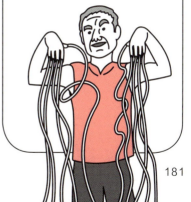

181

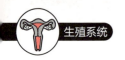

为什么男人也有乳头？

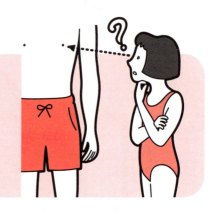

女性的乳房是为了产出母乳。
但男性身上为什么长着
貌似不需要的乳头呢？

细胞诞生时没有性别之分

乳房的主要功能是产出乳汁（母乳）喂养婴儿。母乳不只为婴儿提供营养成分，还有增强免疫功能、增进母子情感的作用。

男性不会产出母乳却还有乳头的原因要追溯到细胞在子宫内分裂的时期。

精子与卵子结合形成受精卵，然后由父母双方的染色体决定是男是女。受精卵最初基本上是按照女性的体征进行细胞分裂的。细胞开始区分男女性别是在决定性别的遗传因子开始发挥作用时，也就是受精后的第6周左右。在前6周内胎儿的机体上已经形成了乳头，所以男性出生时身上也会有乳头。然而和女性不同，男性的乳房没有变大，没有产出乳汁的功能。

女性乳房随着女性激素的作用脂肪组织逐渐发达，所以会变大凸起，通过乳腺分泌乳汁。男性也会分泌女性激素，但和女性相比数量较少，所以乳房不会变大。

在女性激素作用下逐渐成熟的乳腺可以在哺乳期受催乳素等激素的影响分泌乳汁。而男性的乳房在一定女性激素和催乳素作用下也可以像女性一样乳房变得丰盈并分泌出少许乳汁。

乳房变大的原理

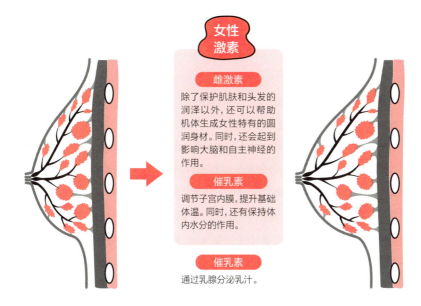

女性激素

雌激素
除了保护肌肤和头发的润泽以外，还可以帮助机体生成女性特有的圆润身材。同时，还会起到影响大脑和自主神经的作用。

催乳素
调节子宫内膜，提升基础体温。同时，还有保持体内水分的作用。

催乳素
通过乳腺分泌乳汁。

在激素作用下乳腺变得发达，乳房逐渐变大。
虽然男性的乳腺不发达，
但男性也会患乳腺癌等乳腺疾病。

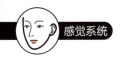

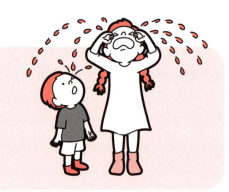

人为什么会
流眼泪?

人在感到开心、悲伤、委屈时,
眼泪总是会控制不住地往下掉……
人为什么会流眼泪呢?

流眼泪可以解压,安抚情绪

当看到悲情电影或是和亲近的人分别时,我们会自然地流眼泪。眼泪是从上眼皮中的泪腺分泌出来的,被认为是人体最干净的排泄物。

人在产生激烈的感情变化时伴随的哭泣或微笑等在脑科学用语中称为"动情"。感情变化能使人流眼泪是因为身体受到一些体验后产生的情绪波动催生了眼泪。

眼泪的分泌原因可以分为以下3类:

● **正常代谢流泪:**为了保护眼睛和给眼球供给营养成分的正常微量分泌。

● **反射性流泪:**眼里进沙石或受到洋葱等物品的刺激后条件反射地流泪。

● **情感性流泪:**难过或委屈等伴随情绪波动时产生的眼泪。

眼泪的分泌受作为自主神经的副交感神经影响。难过或委屈时流眼泪可以视为一种压力反应。交感神经紧张使机体处于兴奋的状态时人体会产生强烈的感情波动。而交感神经过度紧张时会给机体造成压力。此时,为了减轻压力带来的负担,与交感神经作用相反的副交感神经会变得发达，从而催生眼泪。另外，有一种说法认为我们在感到压力大时大哭一场就会舒服很多，原因是压力大时身体内产生的激素会随眼泪一起被排泄到体外。

平时不怎么哭的人在疲劳或身体不适等抗压能力较弱的状态时也容易因一些细小的事而流泪。

另外，有人在号啕大哭时还会不断地流鼻涕，这是因为眼睛和鼻子通过鼻泪管连接在了一起。当眼泪大量通过鼻泪管时就会变成鼻涕流出来。

眼泪不仅可以保护眼睛，还是可以让心情稳定的重要存在。因此，想哭的时候尽情地哭出来也是为了欢笑着度过每一天所需的必要过程。

动情的眼泪

当事件发生造成情绪波动时就会流眼泪。

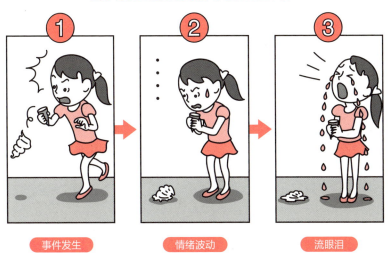

① 事件发生　　② 情绪波动　　③ 流眼泪

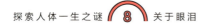

人一生流的眼泪可以装满14.5个2L的瓶子

眼泪并不完全表示悲伤的情绪或灰尘等异物进入眼睛，日常生活中也会经常分泌眼泪。

眼泪可以保持眼睛湿润，输送氧气和营养元素，

为维持眼睛正常功能起到了重要的作用。

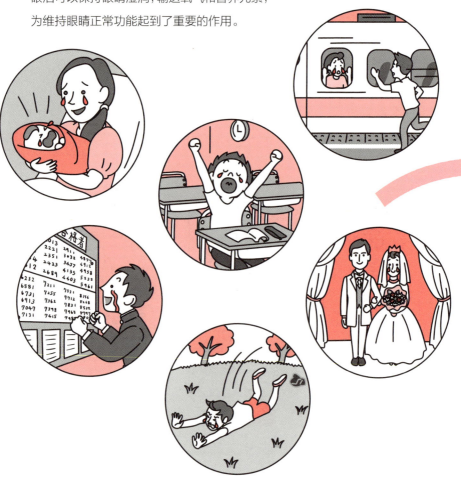

人一天的眼泪分泌量约1mL。

1年就是365mL。

80年就是29 200mL。

也就是29.2L。

可以装满14.5个
2L的瓶子。

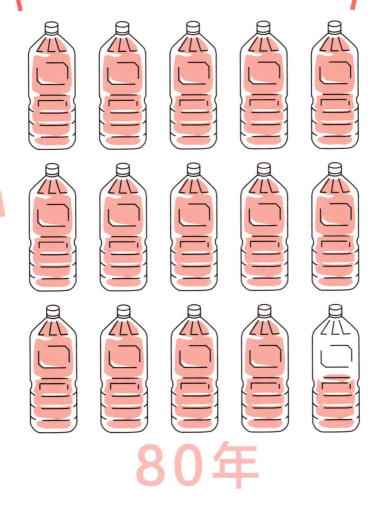

80年

老化之谜

探索

▶p.190

为什么上了年纪的
人声音会变低沉？

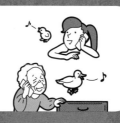

▶p.192

为什么看电视时会
情不自禁地流泪？

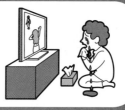

▶p.194

为什么上了年纪的
人会变得健忘？

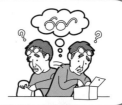

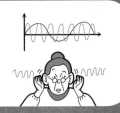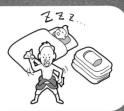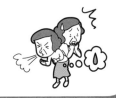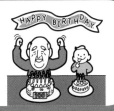

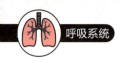

为什么上了年纪的人声音会变低沉？

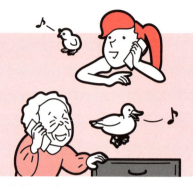

随着年龄的增长，声音逐渐产生变化的同时，
嗓音的高低也会发生变化。
声音也会受到年龄的影响吗？

声音和身体一样会老化

我们的声音源自喉咙里声带的振动。吐气时空气通过喉咙带动声带振动从而发出声音。

嗓音的高低受声带大小和振幅的影响，所以青春期声带变大时会产生变声。青春期过后嗓音会随着年龄的增长而变得低沉或沙哑，这是因为随着年龄增长声带会越来越细，加上控制声带活动的肌肉功能逐渐衰退，使声带无法很好地闭合导致的。本应紧紧闭合的声带中产生空隙时，就会有空气流入形成回音空间，因此声音变得低沉沙哑。人体在70岁左右时声带开始变细，而声带周围的肌肉功能从30岁开始衰退。

男女的嗓音变化规律不同，男性的嗓音会变高，女性则相反，所以并非所有人上了年纪声音都会变得低沉。

除了年龄原因以外，生活中大量接触香烟、辛辣食物以及高度酒精等物品也会给喉咙带来负担进而影响嗓音。由于疾病而导致的嗓音变化需要特别注意。当出现声音和以前不同、说话时喉咙痛或者其他不适症状时也预示着可能患了某些疾病。

　　在日常生活中需要重视对喉咙的保养。为了防止喉咙干燥影响正常功能，平时可以通过佩戴口罩、用加湿器维持屋内湿度、补充充足的水分等方法对喉咙进行保湿。虽然由于年龄导致的嗓音变化不可避免，但也可以在一定程度上改善症状。例如，在浴池唱歌、有意识地憋气、吹气球等方法不仅可以锻炼声带附近肌肉，还可以增加肺活量。

嗓音高低变化的原理

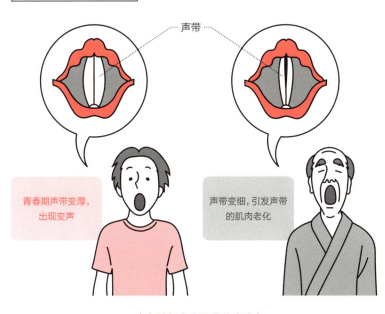

声带

青春期声带变厚，出现变声

声带变细，引发声带的肌肉老化

（会引起声音异常的疾病）

扁桃体发炎	声带结节	声带息肉
息肉样声带	大动脉瘤	肺癌

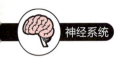

为什么看电视时
会情不自禁地
流泪?

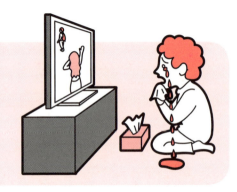

无论是看晨间电视剧还是纪录片,
都会不自觉地流泪。
这难道和年龄有关吗?

共情能力随着年龄的增长而提高

　　人的眼泪分泌原因可以分为3种(参见p.184),分别是正常代谢流泪、反射性流泪,以及情感性流泪。看电视时的流泪属于情感性流泪,当经历强烈的情绪起伏时副交感神经会变得发达,然后分泌出眼泪。

　　上了年纪就会变得多愁善感,很多时候是由漫长的人生经验使自己能够与他人共情的事变多所致。电影或电视剧中的故事并非随处可见,有些也与现实偏离。即便如此,依然有人会沉浸于故事情节中而感动流泪。也许有很多人会认为纪录片是根据真实事件改编的,所以比电影或电视剧更容易将人带入情境中。也就是说看电视时容易哭的人,是共情能力强的人,而似乎与年龄增长导致的泪腺老化松弛无关。

　　但是除了共情能力提高这个原因之外,另一个需要注意的因素阿尔茨海默病也会使人变得容易流泪。阿尔茨海默病患者会因一些小事出现大怒、哭号或情绪不稳定的症状(感情失控)。另外,适应性障碍和抑郁症等精神疾病患者也会经常流泪。

　　虽然不必过于担心,但也不能忽视经常流泪也有可能是某种疾病所致。因此，当出现烦躁不安或是对任何事都提不起精神等心理上的症状，或出现没有食欲、容易疲劳、失眠等生理上的症状时不要勉强，有必要尽早向专业人士咨询求助。

　　情感共情时流的眼泪可以说是人生阅历丰富的表现。正是因为了解人生变幻莫测，所以才能与他人共情，这种衰老方式倒也令人心生向往。

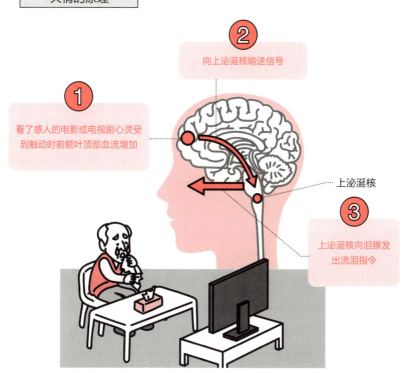

共情的原理

② 向上泌涎核输送信号

① 看了感人的电影或电视剧心灵受到触动时前额叶顶部血流增加

上泌涎核

③ 上泌涎核向泪腺发出流泪指令

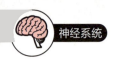

为什么上了年纪的人会变得健忘？

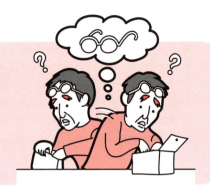

生活中有时候突然就会忘记做一件事的目的，
或是记不住前一分钟听到的事……
为什么每个上了年纪的人都会变得健忘呢？

快速提取记忆的路径逐渐减少

　　记忆是我们通过视觉和听觉从外界获取的信息，它们被保存在大脑里。记忆对于提高日常生活或工作效率有着重要的作用，而随着年龄的增长，我们对新事物变得越来越难记住或容易遗忘，这是由大脑对于记忆的提取能力变弱导致的。

　　每记住一件新事物，大脑里就会产生一条新的脑回路，当信号流过脑回路时就能提取相应的信息，这就是记忆的原理。年轻时大脑中可以提取记忆的脑回路较多，但是随着年龄的增长脑回路就会减少，所以人才会变得健忘。另外，因为脑回路减少导致记忆效率下降，所以对于新事物的记忆也会变得困难。人们随着年龄增长而变得健忘是在所难免的，不过为了使有限的脑容量得到最大化的使用，遗忘也是有必要的。因此，在生活中对于偶尔忘记一些事不必过于在意。

　　由阿尔茨海默病导致的健忘需要尤其注意。这种情况下大脑功能会逐渐下降，最初出现记忆障碍，然后逐渐变得分辨不清时间或地点、无法交流、失去曾经具备的能力等。阿尔茨海默病患者的神经功能会逐渐衰退甚至完全消失，最终导致无法进行正常的日常生活或社会生活，而偶尔忘事但对生活几乎没有影响的情况有可能是阿尔茨海默病的初期阶段。另外，也有可能是由短时记忆的中枢"海马体"萎缩造成的。

阿尔茨海默病是每个人都不可忽视的常见疾病。日本2012年的阿尔茨海默病患者人数是462万人，预计在2025年将增长到700万人。

容易忘事不仅会在日常生活中感到不便，也有可能引发人际关系上的冲突。因此，可以去医院请专家诊断是否患有阿尔茨海默病，这是帮助患者及时治疗的有效措施之一。

有益的事 探索对人体

有害的事 探索对人体

那些事 人体不可思议的

探索老化之谜

老年人健忘的常见事例

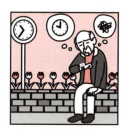

忘记约定

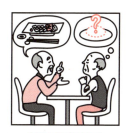

忘记自己吃过什么

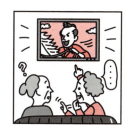

不记得人名

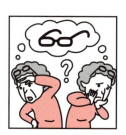

找不到东西

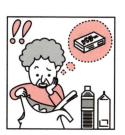

忘记买东西

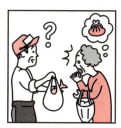

丢失物品

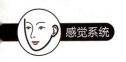
为什么随着年龄增长会逐渐听不见高频段的声音？

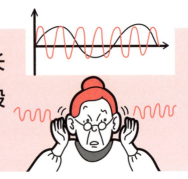

上了年纪以后每个人的听力都有可能减退。
但是为什么首先会听不到高频段声音呢？

年龄对听力的影响在高频段声音上尤其明显

听觉会随着年龄增长而减退。随年龄增长而出现的耳聋称为老年性聋或高龄性聋，症状通常是左右两耳听力同时连续数十年逐渐减退。特别是对高频段声音的辨析能力会随年龄不断下降，逐渐听不到音调高的声音。例如，有时能听得见男性的声音，却经常听不到女性或小孩的声音。高龄人中耳聋患者很多，有关调查显示约70%的75岁以上高龄人士都患有耳聋症。

老年性聋的一个引发原因是耳朵内的毛细胞破损且数量减少。毛细胞存在于耳朵内的耳蜗处，其主要功能是感知声音信号并传递给大脑。耳聋大致分为传导性聋和感音神经性聋两类，年龄增长过程中毛细胞受损后对于声音的感知能力变差从而导致了感音神经性聋。此外，还有大脑认知功能的下降以及神经传递声音的功能下降等原因，老年性聋的成因十分复杂。

老年性聋患者无法和周围的人正常对话，容易陷入人际关系恶化的孤立状态中。与他人交流不足会导致认知功能下降，所以需要周围人的帮助。

　　与有听力障碍的老年人交流时，要慢而清楚地表达，或者压低自己的音调，以及用口型传递等，努力使双方能够顺畅沟通。

　　此外，还可以使用一些辅听器。有人也许会觉得戴助听器容易被当成老年人，所以内心拒绝，但耳聋是引发阿尔茨海默病的重要因素之一，所以应尽早佩戴助听器。

　　老年性聋是随年龄增长产生的机体功能退化，所以无法完全阻止它进一步恶化。毛细胞一旦破损就无法恢复，所以为了推迟听力减退的时间，年轻时应尽量远离噪声。另外，糖尿病、动脉硬化、脂质异常等由不良生活习惯引发的疾病也会导致老年性聋恶化，所以也需要预防这类疾病的产生。

与老年人顺畅交流时的注意点

注意点

1

用缓慢低沉的声音说话

降低说话噪音，
不需要太大声说话。

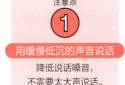

注意点

2

减少周围的噪声

和对方说话时，
关闭电视机。

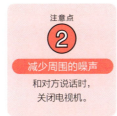

注意点

3

边说边确认

说重要的事，
需要再三确认。

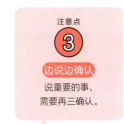

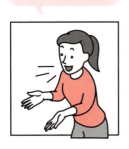

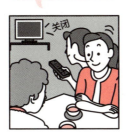

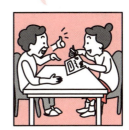

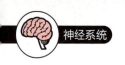

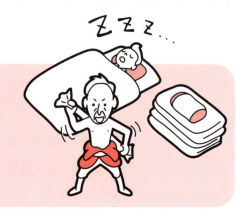

为什么老年人比年轻时起得早？

睡眠比较浅，
一旦醒来就再也睡不着了。
睡眠需求量会随年龄而发生变化吗？

随着年龄增长，对于睡眠的需求量会变少

　　睡眠可以消除一天的疲劳，对维持每天的健康生活必不可少。目前出现了很多年轻时不为睡眠烦恼，到了老年阶段逐渐开始早起的人。

　　这个现象背后的一个主要原因有可能是对于睡眠时间的需求在减少。65岁的人所需要的睡眠时间比20岁时似乎少了大约1小时。很多老年人即使不困也会早早地进入被窝，并且经常出现睡眠不安稳半夜容易醒，醒来后就很难睡着的情况。人的昼夜节律以一天为周期，随着年龄增长昼夜节律也会向前推移，于是入睡和起床时间越来越早，形成恶性循环。这就是伴随年龄增长出现的机体变化使人醒得越来越早的原理。

　　年龄增长对于睡眠的影响不只是起得早。睡眠是快速眼动睡眠的浅睡与非快速眼动睡眠的深睡的反复交替。年龄增长后非快速眼动睡眠时间减少，整体睡眠较浅，所以会被尿意或很小的响声影响而反复醒来。

　　另外，即便对于睡眠的需求量减少了，老年阶段也会有较多时间在床上度过。如果在醒着的状态下躺在床上长时间昏昏沉沉，就会很难有熟睡感，结果导致睡眠满足度下降。顺便说一下，打鼾貌似是睡得很沉的象征，实际上容易导致睡眠不安稳而很难有熟睡感。

要保障高质量的睡眠，重要的是早晚劳逸结合，午间进行适当运动，同时保证午睡时间不宜过久。如果为起床时间过早而烦恼，可以通过适当延后入睡时间进行调整。

为了更好地入睡

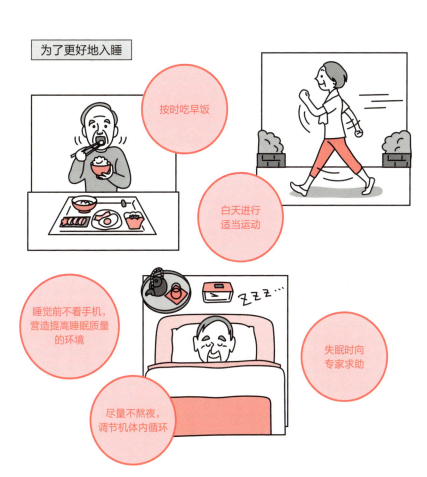

按时吃早饭

白天进行适当运动

睡觉前不看手机，营造提高睡眠质量的环境

失眠时向专家求助

尽量不熬夜，调节机体内循环

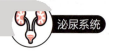

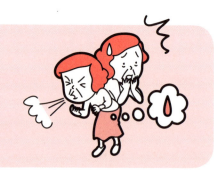

为什么变得
容易漏尿？

当打了个喷嚏时，尿液就会漏出，
而急急忙忙跑去厕所却已经为时已晚……
为什么上了年纪的人容易尿失禁？

漏尿的原因包括骨盆底肌肉的衰退和前列腺增大

人的身体会随着年龄增长而发生各种各样的变化，包括漏尿、尿频、尿不出、尿不尽等排尿困难问题。当膀胱内的尿液不受控制而自行流出时称为尿失禁，尿失禁大致分为4种。

● **压力性尿失禁**：腹部压力升高后发生尿液流出。

● **急迫性尿失禁**：突然感觉有尿意后无法控制导致尿液流出。

● **充溢性尿失禁**：膀胱内长期尿液充盈，于是有些许尿液流出。

● **功能性尿失禁**：排尿功能正常，但由于罹患阿尔茨海默病而找不到厕所或有步行障碍等原因来不及上厕所最终导致漏尿。

老年人有时候会有以上4种尿失禁同时出现的情况。其中，压力性尿失禁在女性身上比较常见，主要原因是怀孕、分娩，以及身体老化后支撑膀胱和尿道等器官的骨盆底肌肉逐渐衰退。原本应在肌肉的作用下紧闭的尿道没能完全关闭，所以容易受到一点儿刺激就有漏出。除此之外，女性尿道只有短短3～4厘米也是原因之一。

　　男性中较常见的急迫性尿失禁指的是突然感觉有强烈的尿意，最后无法控制尿液流出的状态。原因通常是与排尿相关的神经异常，或是膀胱过于活跃导致逼尿肌收缩未被控制形成"未抑制膀胱"。随年龄增长出现的前列腺肥大也是急迫性尿失禁的原因之一。充溢性尿失禁大多是由前列腺肥大引发的。由于男性的尿道较长，有15～20厘米，尿道周围包裹着前列腺，所以不容易出现压力性尿失禁。

　　轻度的压力性尿失禁通常可以通过锻炼骨盆底肌肉的方式得到有效改善。为了不弄脏裤子和内衣，建议可以使用防止尿失禁的尿不湿保持清洁。进行治疗时需要十分注意，如果调理方式不科学，会使本来可以治愈的疾病病情加重。通常在医疗机构会提供内服药或手术等治疗方式。

骨盆底肌锻炼体操　❷～❹为一组，每天重复2～3组。

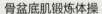

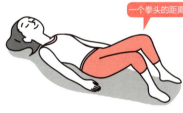

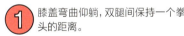

① 膝盖弯曲仰躺，双腿间保持一个拳头的距离。

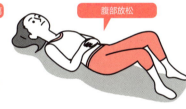

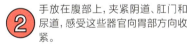

② 手放在腹部上，夹紧阴道、肛门和尿道，感受这些器官向胃部方向收紧。

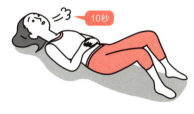

③ 收紧10秒，然后放松10秒，这样重复10次。

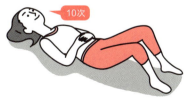

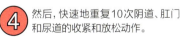

④ 然后，快速地重复10次阴道、肛门和尿道的收紧和放松动作。

8 细胞

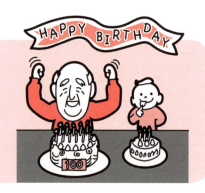

人的寿命能有多长?

医疗和科学技术的发展,
使得人们更加期待能够长命百岁。
那么,我们究竟能活多少岁呢?

人可以活到120岁

　　根据厚生劳动省发表的《令和元年简易生命表》(2019)数据显示,日本国内的平均寿命为男性81.41岁,女性87.45岁。男女的平均年龄都创下了历史新高,这表明日本人的寿命正在逐渐延长。

　　然而,人类目前还无法实现长生不老。如果不因疾病或意外事故去世的话,人的寿命大约可达120岁。人类历史上被认定为最长寿的人是一位122岁的法国女性。

　　说到与人的寿命和衰老有关的事物,端粒自然首当其冲。端粒位于细胞染色体的末端,细胞每分裂一次端粒便缩短一截。当端粒缩短到一个临界点时,细胞便无法再次分裂。细胞分裂次数的限制称为"海夫利克极限",可以视为细胞的衰老。而为什么会出现这种现象还没有定论,因此还无法断定端粒是否是决定寿命的关键因素。

　　除此之外,目前还有一些假说认为增加某个遗传因子的活性,或是限制热量摄入可以使寿命延长,但客观来说人类还未找到可以延长寿命的确切方法。

202

世界卫生组织（WHO）将"健康寿命"作为人的寿命指标。"健康寿命"指能够健康自由地进行日常生活的时间，其中不包含卧病在床或罹患阿尔茨海默病等需要人看护的年龄段。就像表示人生质量和生活质量的"QOL（=Quality of Life）"一词逐渐广为人知一样，人们开始越来越重视人生意义和对每天生活的满足感。

截至2016年，日本的健康寿命为男性72.14岁，女性74.79岁，与欧美各国相比卧病在床的时间较长。如果想要实现上了年纪还能生龙活虎，要延长的就不仅是寿命，人的健康寿命也至关重要。

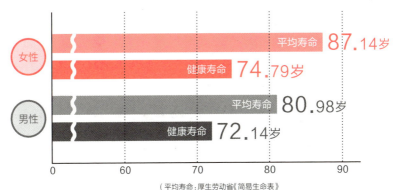

健康寿命和平均寿命（2016）

女性　平均寿命 **87.14岁**
女性　健康寿命 **74.79岁**
男性　平均寿命 **80.98岁**
男性　健康寿命 **72.14岁**

（平均寿命：厚生劳动省《简易生命表》
健康寿命：《第11次健康日本21（第二次）推进专门委员会资料》）

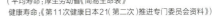
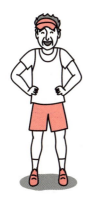
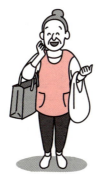

人一生中从心脏泵出的血液量可以装满一艘载重20万t的货轮！

为了让血液能够流通到全身，心脏需要不停地重复收缩和松弛。
因为心脏从不休息，所以一生输送的血液总量令人叹为观止。

成年人平静状态下，
每分钟心脏跳动60～80次。
如果按每分钟70次来算，1小时就是4200次，
每天就是100 800次。

假设寿命为80年，也就是

$$100\,800次 \times 365天 \times 80年$$
$$= 2\,943\,360\,000次。$$

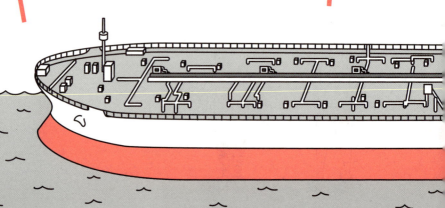

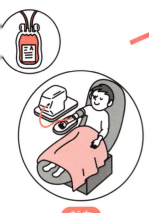

献血
1次400mL

心脏每收缩一次
大约输送70mL的血液。

按照每分钟跳动70次的心率来算，
每天输送的血液量为
70mL×70次×60分钟×24小时＝
7 056 000mL＝7056L。

人的寿命按80年算，
$$7056L×365天×80年$$
$$＝206\ 035\ 200L。$$

相当于一艘载重20万t的巨大
货轮满载时的容量。

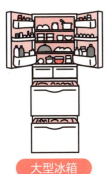

大型冰箱
总容量500L

图书资料

- 『運動・からだ図解 新版 生理学の基本』中島雅美・著 マイナビ出版
- 『運動・からだ図解 新版 解剖学の基本』松村讓兒・監修 マイナビ出版
- 『骨粗鬆症ハンドブック 改訂6版』中村利孝・著、松本俊夫・著 医薬ジャーナル社
- 『健康長寿のためのスポートロジー〔改訂版〕』田城孝雄・著、内藤久士・著 放送大学教育振興会
- 『骨粗鬆症の予防と治療ガイドライン2015年版』
  骨粗鬆症の予防と治療ガイドライン作成委員会・編集 ライフサイエンス出版
- 『生活習慣病骨折リスクに関する診療ガイド2019年版』日本骨粗鬆症学会
  生活習慣病における骨折リスク評価委員会 委員長 杉本利嗣・著 ライフサイエンス出版
- 『病気がみえるvol.1 消化器』『病気がみえるvol.2 循環器』『病気がみえるvol.4 呼吸器』
  『病気がみえるvol.5 血液』『病気がみえるvol.6 免疫・膠原病・感染症』
  『病気がみえるvol.8 腎・泌尿器』医療情報科学研究所・編集 メディックメディア
- 『イラストでまなぶ人体のしくみとはたらき 第3判版』田中越郎・著 医学書院
- 『乳房の科学 —女性のからだとこころの問題に向きあう—』
  乳房文化研究会・編集、北山晴一・編集、山口久美子・編集、田代眞一・編集 朝倉書店
- 『Newton 大図鑑シリーズ 人体大図鑑』坂井建雄・監修 ニュートンプレス
- 『睡眠学』日本睡眠学会・編集 朝倉出版
- 『分子脳科学: 分子から脳機能と心に迫る』三品昌美・編集 化学同人
- 『脳科学のはなし 科学の眼で見る日常の疑問』稲場秀明・著 技報堂出版
- 『ひと目でわかる体のしくみとはたらき図鑑』
  大橋順・監修、桜井亮太・監修、千葉 喜久枝・翻訳 創元社
- 『睡眠科学 最新の基礎研究から医療・社会への応用まで』三島和夫・編集 化学同人
- 『サーカディアンリズムと睡眠』千葉茂・編集、本間研一・編集 新興医学出版社
- 『やさしい自律神経生理学—命を支える仕組み』鈴木郁子・著 中外医学社
- 『動脈硬化性疾患予防のための脂質異常症診療ガイド 2018年版』
  日本動脈硬化学会・著 日本動脈硬化学会
- 『皮膚科エキスパートナーシング（改訂第2版）』瀧川雅浩・編集、白濱茂穂・編集 南江堂
- 『乳酸菌の疑問50（みんなが知りたいシリーズ14）』日本乳酸菌学会・編集 成山堂書店
- 『天気痛 つらい痛み・不安の原因と治療方法』佐藤純・著 光文社
- 『この1冊で極める頭痛の診断学』柴田靖・著 文光堂
- 『小児・思春期の頭痛の診かた：これならできる！ 頭痛専門小児科医のアプローチ』
  荒木 清・編集、桑原健太郎・編集、藤田光江・監修 南山堂
- 『ネッターのスポーツ医学全書I』熊井司・監修、
  クリストファー・C・マッデン・編集、マーゴット・プトゥキアン・編集、その他 ガイアブックス
- 『骨と筋肉（ミクロワールド人体大図鑑）』逸見明博・編集、
  医学生物学電子顕微鏡技術学会・編集、宮澤 七郎・島田 達生・監修 小峰書店
- 『基礎栄養学 第5版』灘本知憲・編集 化学同人
- 『楽しく学べる味覚生理学』山本隆・著 建帛社
- 『イラストでまなぶ生理学 第3版』田中越郎・著 医学書院
- 『蚊のはなし —病気との関わり—』上村清・編集 朝倉書店
- 『緩和ケアレジデントの鉄則』西智弘・編集、松本禎久・編集、森雅紀・編集、
  山口崇・編集、柏木秀行・編集 医学書院
- 『なぜからはじまる体の科学「食べる・出す」編』鯉淵典之・監修 保育社
- 『なぜからはじまる体の科学「聞く・話す」編』挾間章博・著、垣野内景・著 保育社
- 『生活機能からみた老年看護過程 第4版：＋病態・生活機能関連図』山田律子・著 医学書院
- 『マルチアングル人体図鑑 脳と感覚器』高沢謙二・監修 ほるぷ出版
- 『改訂版 摂食嚥下・口腔ケア』三鬼達人・著、編集 照林社
- 『老化の生物学：その分子メカニズムから寿命延長まで』
  石井直明・編集、丸山直記・編集 化学同人
- 『老年看護学技術（改訂第2版）：最後までその人らしく生きることを支援する』
  真田 弘美・編集、正木治恵・編集 南江堂
- 『抗加齢医学入門 第3版』米井嘉一・著 慶應義塾大学出版会
- 『眼科学 第3版』大鹿哲郎・編集、園田康平・近藤峰生・編集、稲谷大・編集 文光堂
- 『髪のスペシャリストが教える髪の大事典 傷んだ髪は復元できる！ 』
  社団法人日本毛髪構造機構研究会・著 徳間書店
- 『ワクチン：基礎から臨床まで』日本ワクチン学会・編集 朝倉書店
- 『エキスパートが疑問に答える ワクチン診療入門』
  谷口哲也・著、編集、蓮沼翔子・著、編集、濱木珠恵・著、編集、久住英二・著、編集 金芳堂
- 『ワクチンと予防接種のすべて 第3版 見直されるその威力』

尾内一信・著、編集、高橋元秀・著、編集、田中慶司・著、編集、三瀬勝利・著、編集金原出版
- ●『感染制御の基本がわかる 微生物学・免疫学』増澤俊幸・著 羊土社
- ●『トートラ人体の構造と機能 第5版(原書15版)』
  桑木 共之・編集、翻訳、黒澤美枝子・編集、翻訳、高橋研一・編集、翻訳、細谷安彦・編集、翻訳 丸善出版
- ●『解剖生理をひとつひとつわかりやすく。』
  看護版ひとつひとつわかりやすく。編集チーム・編 学研メディカル秀潤社
- ●『脳科学のはなし』稲垣秀明・著 技報堂出版
- ●『抗加齢医学入門 第3版』米井 嘉一・著 慶應義塾大学出版会
- ●『呼吸器感染症の診かた.考え方ver.2』青島正大・著 中外医学社
- ●『眠れなくなるほど面白い 図解 肝臓の話』栗原毅・監修 日本文芸社
- ●『腸を活性化させる食べ方と生活』髙橋健太郎・監修 辰巳出版
- ●『朝5時起きが習慣になる「5時間快眠法」』坪田聡・著 ダイヤモンド社

网 页 资 料

- ● e-ヘルスネット
- ● 厚生労働省
  平成30年国民健康・栄養調査結果の概要／こころの耳／みんなのメンタルヘルス
  平成22年度花粉症対策／はじめに〜花粉症の疫学と治療そしてセルフケア〜
  花粉症の民間対策について／的確な花粉症の治療のために(第2版)
  ウエストナイルウイルス媒介蚊の調査および防除マニュアル
  けんけつHOP STEP JUMP／令和元年簡易生命表の概況／予防接種状況
  令和元年(2019)人口動態統計月報年計(概数)の概況／平成26年度衛生行政報告例の概況
  2019年国民生活基礎調査の概況／国民の皆さまへ(新型コロナウイルス感染症)
  知ることからはじめよう みんなのメンタルヘルス
  コメディカルが知っておきたい花粉症の正しい知識と治療・セルフケア
  平成30年国民健康・栄養調査結果の概要／「新しい生活様式」における熱中症予防行動のポイント
  令和元年(2019)人口動態統計月報年計(概数)の概況／健康づくりのための睡眠指針2014
  高齢化に伴い増加する疾患への対応について
  認知症施策の総合的な推進について(参考資料)令和元年6月20日
  平成26年度衛生行政報告例の概況／健康づくりのための睡眠指針2014
- ● 農林水産省
  カプサイシンに関する情報／「食事バランスガイド」について
- ● 環境省
  まちなかの暑さ対策ガイドライン改訂版／紫外線環境保険マニュアル2020
- ● 文部科学省 幼児期運動指針
- ● 内閣府
  平成30年度版高齢社会白書／令和2年版高齢社会白書(概要版)の第2節 高齢期の暮らしの動向
- ● 日本生気象学会 気象病・天気痛委員会プロジェクトワーキンググループの立ち上げについて
- ● 日本臨床内科医会
- ● 原発性局所多汗症診療ガイドライン2015年改訂版
- ● 潰瘍性大腸炎の皆さんへ 知っておきたい治療に必要な基礎知識 第4版
  難治性炎症性腸障害に関する調査研究(鈴木班)
- ● 国税庁
  テーマ02「あなたはお酒が強い人? 弱い人」
- ● 一般社団法人日本呼吸器学会
  誤嚥性肺炎
- ● 日本臨床医学発毛協会
  AGAとは

论文、研究及报告资料

- ● 岩合昭直, 布施沙由理, and 淵ノ上真太郎. "サージカルフェイスマスクを使用した走行が呼吸機能に及ぼ
  す影響." 大学院紀要 = Bulletin of the Graduate School, Toyo University 49 (2012): 321-332.
- ● 木戸聡史. 身体運動と呼吸負荷を組み合わせたトレーニング時の呼吸循環応答と生理学的効果の特徴.
  Diss. 千葉大学 = Chiba University, 2019.
- ● 山本正彦. "呼吸筋トレーニングの実践例と課題." 体力科学 66.1 (2017): 14-14.
- ● 木戸聡史. "新たな呼吸筋トレーニング方法の可能性." 理学療法-臨床・研究・教育 25.1 (2018): 3-10.
- ● 丸山徹, and 深田光敬. "不整脈の心身医学." 心身医学 60.5 (2020): 405-409.
- ● 山崎允宏, and 吉内一浩. "動悸について." 心身医学 58.8 (2018): 740-746.
- ● 竹本毅. "診断の指針・治療の指針 しゃっくり(吃逆)の診断と治療." 総合臨床 58.7 (2009): 1618-1620.

Original Japanese title: ILLUST ZUKAI KARADA NO FUSHIGI TO SHIKUMI
NYUMON

Copyright © 2021 Asahi Shimbun Publications Inc.
Original Japanese edition published by Asahi Shimbun Publications Inc.
Simplified Chinese translation rights arranged with Asahi Shimbun Publications Inc.
through The English Agency (Japan) Ltd. and Shanghai To-Asia Culture Co., Ltd.

图书在版编目（CIP）数据

不可思议的人体 / (日) 中岛雅美监修；陈紫沁译.
-- 沈阳：辽宁科学技术出版社, 2025.1
　　ISBN 978-7-5591-3331-1

　　Ⅰ.①不… Ⅱ.①中… ②陈… Ⅲ.①人体－普及读
物 Ⅳ.①R32-49

中国国家版本馆CIP数据核字（2023）第220383号

─────────────────────────────

出版发行：辽宁科学技术出版社
　　　　　（地址：沈阳市和平区十一纬路25号　邮编：110003）
印　刷　者：辽宁新华印务有限公司
经　销　者：各地新华书店
幅面尺寸：145mm×210mm
印　　张：6.5
字　　数：150千字
出版时间：2025年1月第1版
印刷时间：2025年1月第1次印刷
责任编辑：闻　通
封面设计：周　洁
版式设计：鲁　妍
责任校对：徐　跃
─────────────────────────────

书　　号：ISBN 978-7-5591-3331-1
定　　价：68.00元

联系电话：024-23284372
邮购热线：024-23284502
E-mail:605807453@qq.com